慢性病防治食养食疗策略和方法

Technical Options on Food as Medicine for NCD Prevention and Treatment

主　编　杨月欣

副主编　马爱国　杨晓光　孙桂菊

北京大学医学出版社

MANXINGBING FANGZHI SHIYANG SHILIAO CELÜE HE FANGFA

图书在版编目（CIP）数据

慢性病防治食养食疗策略和方法 / 杨月欣主编. 北京：北京大学医学出版社，2025.3. -- ISBN 978-7-5659-3266-3

Ⅰ．R4

中国国家版本馆CIP数据核字第2024B1E798号

慢性病防治食养食疗策略和方法

主　　编：	杨月欣
出版发行：	北京大学医学出版社
地　　址：	（100191）北京市海淀区学院路 38 号　北京大学医学部院内
电　　话：	发行部 010-82802230；图书邮购 010-82802495
网　　址：	http://www.pumpress.com.cn
E-mail：	booksale@bjmu.edu.cn
印　　刷：	北京金康利印刷有限公司
经　　销：	新华书店
策划编辑：	陈　奋
责任编辑：	何渼波　　责任校对：靳新强　　责任印制：李　啸
开　　本：	710 mm × 1000 mm　1/16　　印张：10.75　　字数：170 千字
版　　次：	2025 年 3 月第 1 版　2025 年 3 月第 1 次印刷
书　　号：	ISBN 978-7-5659-3266-3
定　　价：	58.00 元

版权所有，违者必究

（凡属质量问题请与本社发行部联系退换）

编写专家工作组

杨月欣	中国营养学会，中国疾病预防控制中心营养与健康所
马爱国	中国营养学会，青岛大学公共卫生学院
杨晓光	中国营养学会，中国疾病预防控制中心营养与健康所
丁钢强	中国疾病预防控制中心营养与健康所
孙桂菊	东南大学公共卫生学院
刘英华	中国人民解放军总医院第一医学中心营养科
朱惠莲	中山大学公共卫生学院
张片红	浙江大学医学院附属第二医院营养科
于　康	北京协和医院营养科
谭荣韶	广州市红十字会医院营养科
赵丽云	中国疾病预防控制中心营养与健康所
王　竹	中国疾病预防控制中心营养与健康所
马冠生	北京大学公共卫生学院
孙建琴	复旦大学附属华东医院营养科
赖建强	中国疾病预防控制中心慢病和老龄健康管理处
蔡　威	上海市儿科医学研究所
孙长灏	哈尔滨医科大学公共卫生学院
刘烈刚	华中科技大学公共卫生学院
张万起	天津医科大学公共卫生学院
黄　磊	北京市疾病预防控制中心

韩军花　中国营养学会
石汉平　首都医科大学附属北京世纪坛医院
辛　宝　陕西中医药大学
刘新民　宁波大学新药技术研究院
张　冰　北京中医药大学临床中药系
王北婴　中国药膳研究会
邓奕辉　湖南中医药大学中医学院
吴官保　湖南省中西医结合医院
裴　卉　中国中医科学院西苑医院

秘　书：夏　惠　邱梦洁

序　言

非传染性慢性疾病（non-communicable chronic disease，NCD）简称慢性病，是一类起病隐匿、病程长、迁延不愈、缺乏确切的传染性生物病因证据、病因复杂，且有些尚未完全被确认的疾病的概括性总称。慢性病主要包括心血管疾病（cardiovascular disease，CVD；如冠心病和脑卒中）、癌症、慢性呼吸系统疾病（如慢性阻塞性肺疾病和哮喘）以及糖尿病。

2024年4月，世界卫生组织（World Health Organization，WHO）发布了《预防和控制非传染性疾病的最佳干预措施和其他推荐》（*Best buys and other recommended interventions for the prevention and control of noncommunicable diseases*）。文件再次提出了减少烟草、减少有害使用乙醇（酒精）和不健康膳食、加强运动等措施，这些是低成本、高效益预防和控制慢性病的全球策略。为满足人民健康需求和实施健康中国战略，中国营养学会组织专家编写了《慢性病防治食养食疗策略和方法》。

党中央、国务院高度重视营养相关慢性病的防治工作，将其纳入《"健康中国2030"规划纲要》《健康中国行动（2019—2030年）》15个专项行动中，制定了《国民营养计划（2017—2030年）》《中国防治慢性病中长期规划（2017—2025年）》等重要政策，明确提出工作目标。

2023开始，国家卫生健康委员会结合现代营养学和传统医学，组织专家编写并发布了多个食养食疗指南，为肥胖、糖尿病和肾病等慢性病的营养管理提供了解决方案。同年，为贯彻和落实慢性病防控相关指示精神，中国营养学会提出了"食养是良医"（food as medicine）的新概念。2024年5月，中国营养学会组织营养专家、临床营养师、中医中药专家等成立工作组，编写了《慢性病防治食养食疗策略和方法》，其指导思想是坚持预防为主，中西医结合，聚焦以膳食为核心的预防和治疗措施，以基层为重点，推广"食养食疗"工作模式和同防同治工作路径。本书强调以慢性病的膳食、运动等生活方式管理为中心，加强营养教育，控制风险因素，推动可持续的食养食疗技术发展和应用，提高全民生活质量，降低慢性病的发病和死亡风险。

本书主要内容包括六个部分，包括我国慢性病的现状及挑战、营养食疗——慢性病"智疗"、慢性病预防和营养改善、慢性病食养食疗方案、常用医院膳食和营养治疗以及慢性病防治的食养食疗措施与建议。其中，食谱数据来源NutriData。

本书目标是总结近年来预防和控制慢性病的研究和实践经验，更好地落实健康中国合理膳食行动，明确慢性病"食养是良医"的策略和原则，指导社区和基层卫生服务体系的慢性病防治工作。由于时间和资源限制，本书可能存在不足，敬请来函（cns@cnsoc.org）提出宝贵意见。

杨月欣
中国营养学会理事长
亚洲营养联合会主席
中国疾病预防控制中心营养与健康所
2024年5月

目　录

第1章　我国慢性病的现状及挑战 / 001
一、我国慢性病的现状 / 002
二、慢性病发生的影响因素 / 007
三、慢性病造成的社会经济负担 / 009

第2章　营养食疗——慢性病"智疗" / 012
一、食养食疗传承和发展 / 013
二、现代营养学和食养食疗 / 020
三、现代食养食疗的特点和意义 / 027

第3章　慢性病预防和营养改善 / 031
一、合理膳食是慢性病预防的基础 / 032
二、慢性病预防的营养指导原则 / 036
三、营养状况评估和筛查 / 039

第4章　慢性病食养食疗方案 / 046
一、肥胖 / 047
二、高血压 / 052
三、血脂异常 / 055
四、糖尿病 / 059
五、心血管疾病 / 064
六、高尿酸血症和痛风 / 067
七、慢性肾病 / 073

八、慢性阻塞性肺疾病 / 081

九、癌症 / 084

十、结核病 / 088

十一、代谢相关脂肪性肝病 / 091

十二、肌少症 / 095

十三、骨质疏松 / 098

十四、认知障碍 / 102

十五、便秘 / 105

十六、其他 / 109

第 5 章　常用医院膳食和营养治疗 / 118

一、医院基本膳食 / 119

二、医院治疗膳食 / 121

三、代谢诊断膳食 / 125

四、中医药膳 / 126

五、特殊食品 / 127

六、特殊配制肠内营养膳食 / 137

七、展望 / 138

第 6 章　慢性病防治的食养食疗措施与建议 / 139

一、我国慢性病防治的营养相关政策 / 140

二、慢性病防治的国际经验 / 143

三、我国慢性病防治食养食疗策略和建议 / 146

四、慢性病防治食养食疗科学共识 / 148

附录 1　成人糖尿病食养指南精选（2023 年版）/ 151

附录 2　成人慢性肾脏病食养指南精选（2024 年版）/ 155

参考文献 / 159

第 1 章
我国慢性病的现状及挑战

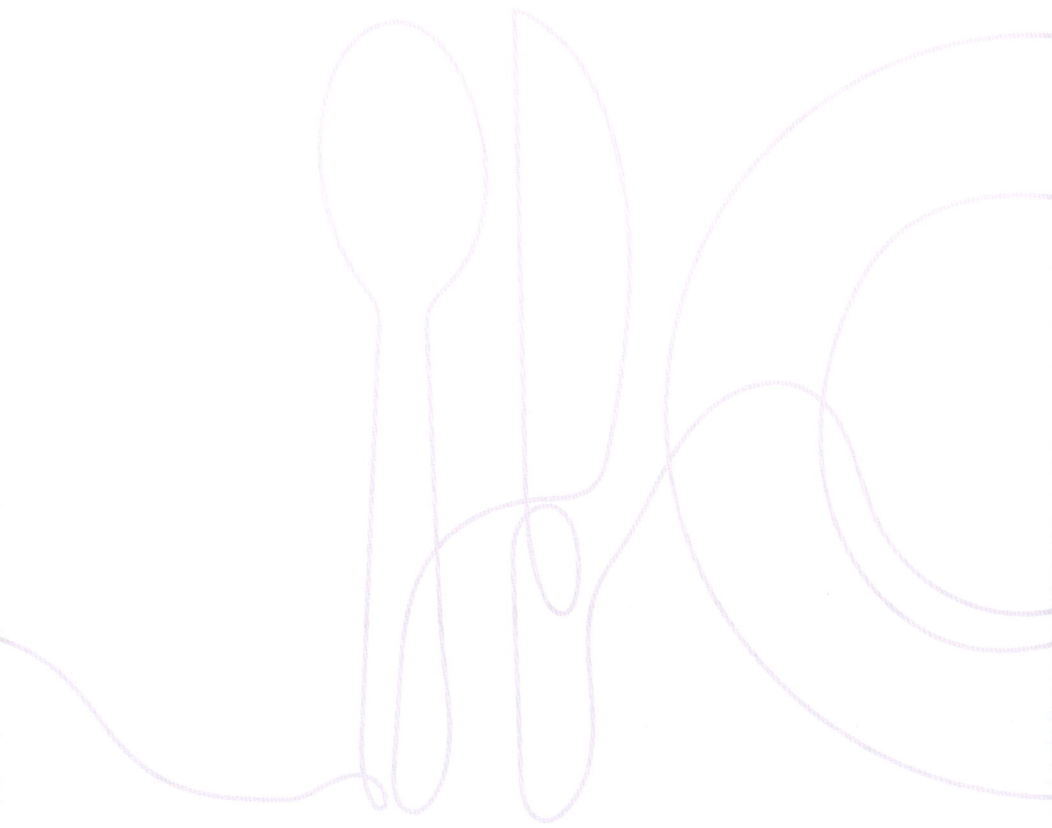

近 20 年来，随着社会经济发展，生活水平大大提高，我国居民的营养状况稳定，人均预期寿命延长。一方面，我国居民膳食能量和蛋白质等宏量营养素摄入充足，居民生活大幅度改善，严重的蛋白质-能量营养不良几乎消失，贫血患病率也逐年下降。另一方面，因膳食不合理和身体活动不足而导致的超重和肥胖率逐年增多，高血压、血脂异常、心血管疾病、高血糖等膳食营养相关慢性病呈逐年上升趋势。

一、我国慢性病的现状

据《2021中国卫生健康统计年鉴》《中国心血管健康与疾病报告2023》，近年来我国慢性病的死亡率持续上升，2021年中国城乡居民的 CVD 死亡率仍居首位，其次为肿瘤和呼吸系统疾病。从2009年起，农村 CVD 死亡率持续高于城市，2021年农村 CVD 死亡率为 364.16/10 万。推算全国 CVD 目前患病人数为 3.3 亿，其中高血压患者 2.45 亿，糖尿病患者 1.298 亿，慢性肾病（chronic kidney disease，CKD）患者 1.2 亿，脑卒中患者 1300 万，冠心病患者 1139 万。慢性病的高发给居民和社会带来的经济负担日渐加重，已成为重大公共卫生问题，加强慢性病预防控制刻不容缓。特别是随着我国人口老龄化进程的加速，慢性病共病问题已成为一个重大挑战，共病患病率随着慢性病患者数量的增加而升高。慢性病共病与更高的死亡率，更多的残疾、功能状态的下降和较低的生命质量显著相关，还会导致严重的卫生保健资源消耗（医疗费用、住院时间和就诊次数）。

慢性病已成为我国重要的公共卫生问题。据报道，心血管疾病的发病率位居城乡居民总死亡率的首位；慢性病前 10 位死因分别是心血管疾病、癌症、慢性呼吸系统疾病、内分泌营养代谢疾病、消化系统疾病、神经系统疾病、泌尿生殖系统疾病、精神障碍、肌肉骨骼和结缔组织疾病以及血液造血免疫疾病。2000—2020 年，我国城市居民和农村居民主要疾病死亡率变化趋势分别见图 1-1 和图 1-2，2021 年中国城乡居民主要疾病死因构成比见图 1-3。

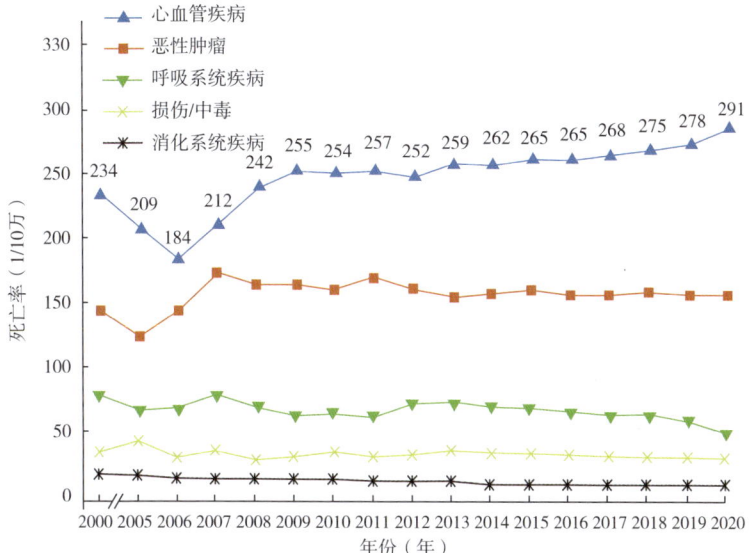

▲ 图 1-1 2000—2020 年中国城市居民主要疾病死亡率变化趋势

（来源：国家心血管病中心. 中国心血管健康与疾病报告 2022. 北京：中国协和医科大学出版社，2023.）

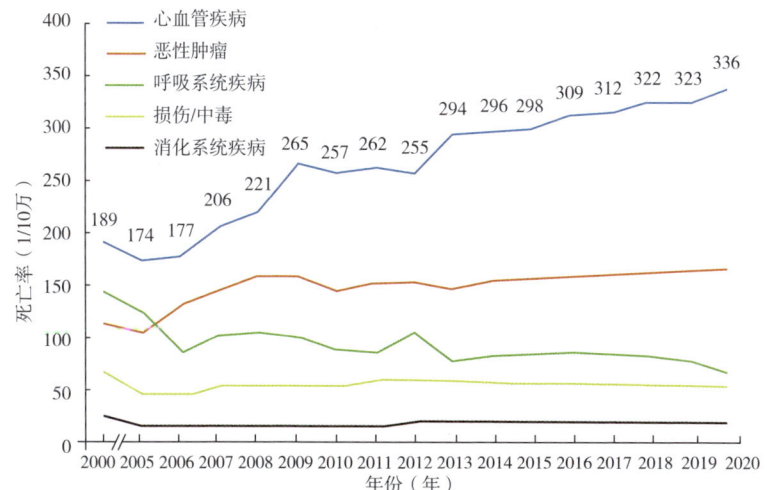

▲ 图 1-2 2000—2020 年中国农村居民主要疾病死亡率变化趋势

（来源：国家心血管病中心. 中国心血管健康与疾病报告 2022. 北京：中国协和医科大学出版社，2023.）

（一）超重和肥胖

2012—2018 年我国居民营养监测报告显示，以 BMI 24 ~

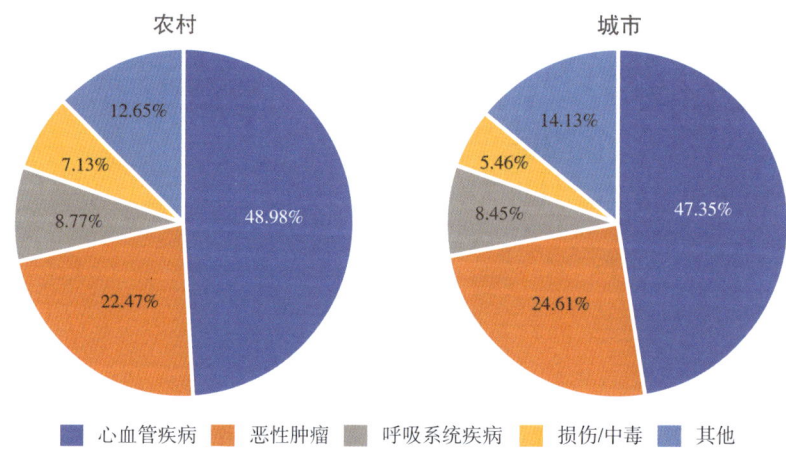

▲ 图1-3 2021年中国城乡居民主要疾病死因构成比

(来源：国家心血管中心．中国心血管健康与疾病报告2023. 北京：中国协和医科大学出版社，2024.)

27.9 kg/m² 为超重及 BMI ≥ 28 kg/m² 为肥胖作为判断标准，我国城乡居民的超重率和肥胖率都呈逐年持续上升趋势，根据《中国心血管健康与疾病报告2023》，2020—2022年，"中国居民CVD及其危险因素监测"项目在31个省、自治区、直辖市共262个监测点对293 022名居民的初步调查结果显示，≥ 18岁居民超重率、肥胖率和中心性肥胖率分别为34.6%、17.8%和34.9%，男性肥胖率（20.5%）高于女性（15%），农村肥胖率高于城市。1985—2019年，7~18岁儿童青少年超重/肥胖率和肥胖率也不断上升（图1-4）。超重/肥胖将导致血脂异常、高血压、糖尿病等代谢病的大幅度增长。

（二）高血压、血脂异常和心血管疾病

2012—2018年的监测数据显示，我国成年居民高血压患病率为27.5%，城市明显高于农村；随着年龄增长，60岁及以上居民患病率高达57.5%~61.0%。血脂异常患病率为35.6%，尤以城市男性45~59岁最高，达到49.5%。

《中国居民营养与慢性病状况报告（2020年）》指出，2019年中国居民心血管疾病死亡率为275.9/10万（约死亡509.3万），

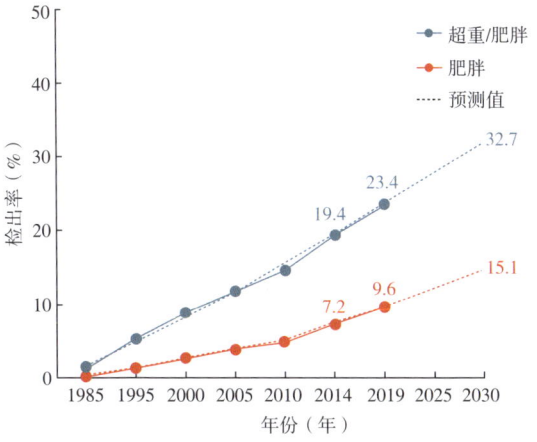

▲ 图1-4　1985—2019年中国7~18岁儿童青少年超重/肥胖和肥胖的检出率及预测检出率

(注：采用中国肥胖问题工作组的"中国学龄儿童青少年超重、肥胖筛查体重指数分类标准"判断超重、肥胖。来源：国家心血管病中心．中国心血管健康与疾病报告2023. 北京：中国协和医科大学出版社，2024.)

按农村、城市、男女比例分别计算，农村高于城市，男性高于女性：男性为387.6/10万（约死亡276.5万），农村为381.9/10万。从1990—2019年的变化趋势来看，尽管年龄标化的心血管疾病死亡率有所下降（图1-5），但心血管疾病死亡的绝对数字仍在快速上升，从不同区域来看，北方地区和青藏高原明显高于其他地区，而东南沿海地区、北京、四川和重庆心血管疾病死亡率较低。研究结果显示，近30年来，由不良饮食导致的全球死亡案例占比在20%左右，而作为人口大国，中国因不良饮食导致的心血管疾病死亡率高居第一。

（三）糖尿病

我国人群糖尿病患病率1980—2017年显著增长（图1-6）。2015—2017年，针对我国31个省、自治区、直辖市75 880名成年人的调查显示，糖尿病患病率为11.2%，估计全国糖尿病患病人数达1.298亿，城市高于农村，男性高于女性。从年龄段看，60岁及以上城市女性患病率高达29%。

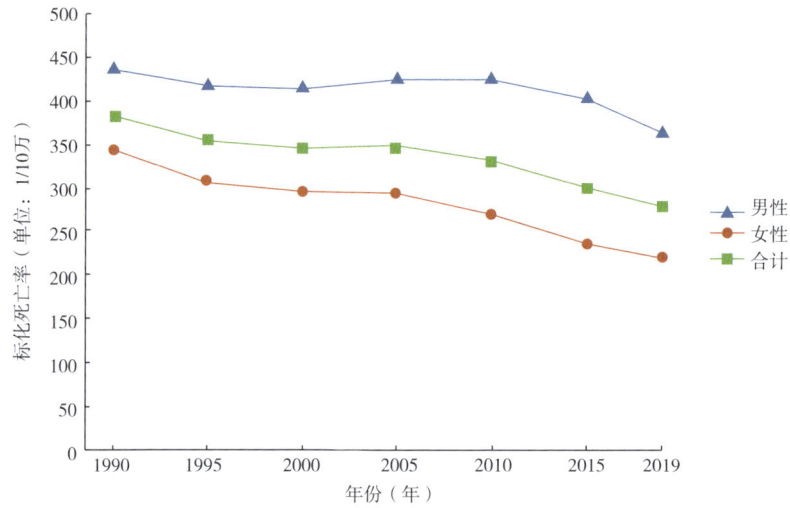

▲ 图1-5 1990—2019年中国居民心血管疾病年龄标化死亡率变化趋势

[来源：国家卫生健康委疾病预防控制局. 中国居民营养与慢性病状况报告（2020年）. 北京：人民卫生出版社，2021.]

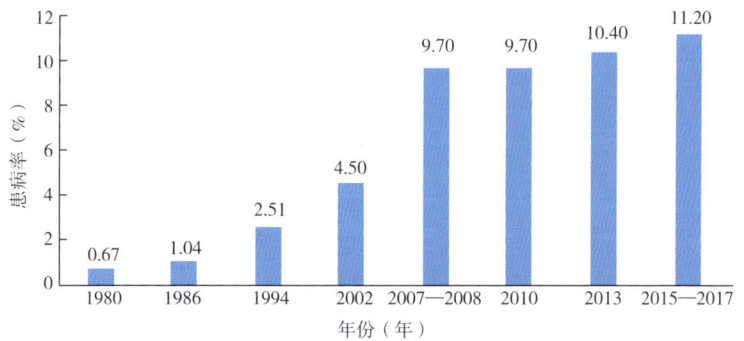

▲ 图1-6 1980—2017年中国糖尿病患病率变化趋势

（来源：国家心血管病中心. 中国心血管健康与疾病报告2022. 北京：中国协和医科大学出版社，2023.）

（四）慢性肾病

2018年我国城乡18岁及以上居民慢性肾病（CKD）患病率为8.2%，60岁及以上居民患病率最高，其中男性达到17.2%，女性达到22.9%。据另一项涵盖全国13个省、自治区、直辖市47 204名成年人的调查显示，CKD总患病率为10.8%，估计全国共有1.2亿名CKD患者。

（五）慢性阻塞性肺疾病

我国 40 岁及以上居民慢性阻塞性肺疾病患病率为 13.6%，农村高于城市，70 岁及以上男性高达 42.3%。

（六）癌症

1990—2019 年，中国居民癌症标化死亡率略有下降，但男性显著高于女性（图 1-7）。从区域分布来看，青海、四川、黑龙江等地明显高于其他地区，中部地区和西南部分地区较低。

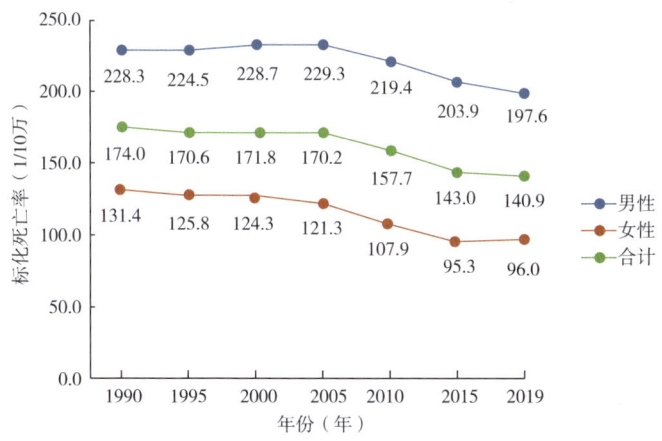

▲ 图 1-7　中国居民癌症标化死亡率变化趋势

[来源：国家卫生健康委疾病预防控制局. 中国居民营养与慢性病状况报告（2020 年）. 北京：人民卫生出版社，2021.]

二、慢性病发生的影响因素

慢性病往往持续时间较长，是遗传、生理、环境和行为因素共同作用的结果。不健康饮食和缺乏身体活动是高血压、高血糖、血脂异常和肥胖最常见的原因，也被称为代谢性风险因素，可导致心血管疾病，糖尿病等主要非传染性疾病的发生和流行。

中国疾病预防控制中心研究表明，2017 年死亡人数归因分析前 10 位风险因素分别为高收缩压、吸烟、高钠饮食、颗粒物空气污染、高血糖、高低密度脂蛋白胆固醇、高体重指数、全谷物摄入不足、水果摄入不足和饮酒。可以认为膳食因素、身体活动以及吸烟是影响慢性病及相关医疗负担最关键的因素。

（一）膳食因素

慢性病的发病率逐年增加与膳食习惯密切相关。《中国居民营养与慢性病状况报告（2020年）》显示，目前我国人群膳食主要问题包括高脂肪、高钠、含糖饮料摄入以及缺少足够的蔬菜水果、全谷物、奶类、豆制品和坚果摄入。有充足的研究证据表明，高饱和脂肪、高胆固醇和高钠摄入增加冠心病风险，高蔬菜水果摄入降低患动脉粥样硬化的风险。我国人口老龄化进程加快，据估计我国不健康饮食所导致的心血管代谢性疾病死亡人口平均151万/年，截至2019年，东亚地区心血管代谢性疾病年龄标化死亡率平均为192.2/10万。不健康膳食是造成慢性病主要死亡负担之一。

（二）身体活动

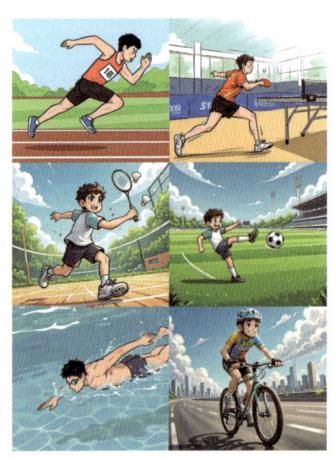

▲ 图1-8　保证足够的身体活动

身体活动（图1-8）不足将引起如血液流通不畅、超重/肥胖及胃肠消化功能不佳等健康问题。据调查我国居民身体活动不足率仍然处于比较高的水平，2018年我国居民身体活动不足率22.3%，城市高于农村，男性低于女性，60岁及以上男女身体活动不足率分别为23.5%和22.8%。

（三）吸烟

我国是全球烟草消费最多的国家，也是全球最大的烟草受害国。我国≥15岁人群吸烟率为26.6%，吸烟者超过3亿。2018年吸烟率虽比2010年和2015年分别下降了1.55和1.13个百分点，但仍高于2019年全球≥15岁人群吸烟率（17.5%）。全球疾病负担（Global Burden of Disease，GBD）2019研究显示，1990—2019年，中国吸烟导致的死亡人数从150万增至240万，增幅达57.9%。中国慢性病前瞻性研究对461 047名基线时无心脏病、卒中、糖尿病的30～79岁成人进行随访，随访时间中位数为11.2年的数据显示，吸烟对心血管代谢性疾病及共病发生、发展的不同阶段均发挥重要负面作用。

（四）饮酒

2012—2018年，我国成年居民酒精摄入量年人均增加0.4 L，每周5天或以上饮酒所占的比例为19.9%，饮酒者有害饮酒率（平均每日纯酒精摄入量男性≥61 g，女性≥41 g）为8.6%。根据WHO报道全世界每年有300万人死于酗酒，占总死亡人数的5.3%，全球疾病和伤害负担中5.1%可归因于酒精摄入。针对中国人群的相关研究发现酗酒与一系列慢性病包括缺血性心脏病、糖尿病、肝硬化、癌症、痛风等存在因果关系。

（五）其他

空气污染、心理因素、遗传因素、家族史和知识素养低等社会因素也是造成慢性病发生伤残以及死亡的重要影响因素。

三、慢性病造成的社会经济负担

慢性病高发导致疾病负担不断加重，并影响期望寿命。多项研究健康影响因素的报告显示，不健康饮食、过度饮酒、吸烟、缺乏身体活动等都会加剧非传染性疾病的发生和死亡风险。

（一）疾病负担

据《中国心血管健康与疾病报告2022》报告，2020年仅心脑血管疾病出院（住院）人数为2428.83万人次，住院总费用合计2709.01亿元。基于医院质量监测系统（HQMS），出院日期在

2022年且出院诊断包含CVD的住院患者共5194.8万人次，住院总费用合计2121.1亿元，2022年CVD治疗费用集中在老年人群，60岁及以上老年人花费了64.9%的CVD治疗费用。主动和被动接触烟草是慢性阻塞性肺疾病的主要风险因素。吸烟者比不吸烟者的呼吸道症状和肺功能异常发生率和死亡率更高。我国慢性阻塞性肺疾病是导致死亡的主要原因，我国直接医疗费用从每年人均72美元到3565美元不等。

（二）寿命和劳动力减少

根据全球疾病负担数据估算，2019年中国归因于高体重指数（body mass index，BMI）的心血管疾病死亡人数为54.95万，归因于高BMI的心血管疾病年龄标化死亡率为38.64/10万，11.98%的心血管疾病死亡归因于高BMI，在BMI ≥ 22.5 kg/m^{2}的人群中，BMI每增加5 kg/m^2，心血管疾病死亡率增加37%。2017年全球疾病负担研究显示，中国脑卒中和缺血性心脏病是全国死亡和残疾的主要原因。1990—2017年，每10万人的年龄标准化残疾调整寿命年减少了33.1%，缺血性心脏病增加了4.6%。中国心血管疾病过早死亡率负担2020年较2015年增长了48.06%，也是2型糖尿病的主要致残和致死原因。2019年梁晓峰团队利用1990—2017年全球疾病负担数据库，对中国34个省级行政区的全因死亡率和伤残调整寿命年等进行分析，在《柳叶刀》（*The Lancet*）发文显示，膳食因素为首要影响因素，其他还包括高血压、吸烟和颗粒物空气污染等，是影响中国2017年死亡人数和伤残调整寿命年（disability adjusted life year，DALY）的前四大风险因素。

1990—2019年，中国和全球归因于高钠饮食的缺血性心脏病疾病年龄标化死亡率和年龄标化DALY率均呈下降趋势。中国年龄标化死亡率和DALY率始终高于全球水平，2019年中国归因于高钠饮食的缺血性心脏病年龄标化死亡率为16.88/10万，年龄标化DALY率为352.24/10万。

(三) 其他经济负担

2007年，缺乏身体活动造成的经济负担为 67 亿美元，占当年主要慢性病全部经济支出的 15.2%，直接医疗支出占中国主要心血管疾病年度总直接经济负担的 15.7%。

综上所述，慢性病的发生发展给我们带来了不可估量的经济负担、劳动力减少、致残和生命危险。面临危害健康的诸多挑战，应及早发现、筛查和治疗慢性病。多个国家把保持良好膳食习惯、身体活动、禁烟列为预防慢性病的主要策略和行动。

第2章

营养食疗——慢性病"智疗"

从人类文明早期开始，人们就认识到某些食物会给人类带来额外的健康益处，包括对疾病的预防和治疗作用。医学之父希波克拉底（公元前460—公元前370年）有句名言"食物即药物，药物即食物"（let food be thy medicine and medicine be thy food），这句话强调了食物在疾病预防中有

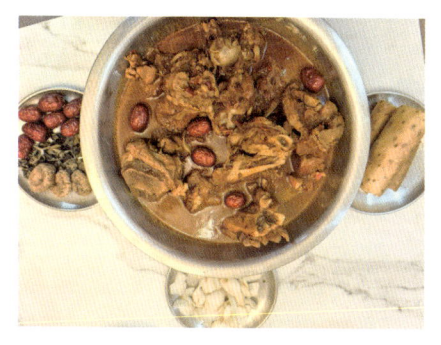

▲ 图 2-1　食药物质膳食

重要作用。食药同源、食物是最好的药物等说法和观念影响着人类对食物的认知，并让人类在预防和治疗疾病、疾病康复等方面积累了丰富经验（图 2-1）。

营养学科建立之后的百余年来，在膳食和人类健康方面研究证据、疾病预防和治疗效果等方面成果显著，同时中医传统食养食疗也在不断发扬光大，为慢性病预防和治疗奠定了基础。2020 年，国家心血管病中心建立了健康生活方式中心，强调合理膳食、运动等健康生活方式是治疗慢性病的重要手段。2023 年，中国营养学会在全民营养周活动中提出了"食养是良医"（food as medicine，FAM）这一概念，号召社会重视合理膳食在预防和治疗疾病方面的作用。近两年来，国家卫生健康委员会出台了有关肥胖、糖尿病、肾病等多个慢性病食养的指南（见附录）。营养处方、运动处方已经在一些医院兴起。目前，慢性病已成为世界范围内人口死亡的最主要原因，也是全球共同的公共卫生问题。FAM 的概念席卷全球，成为新时代慢性病的"智疗"手段。

一、食养食疗传承和发展

近年来随着慢性非传染性疾病患病率和死亡率的不断增加，在无特效药的情况下，人们通过饮食"吃出健康"提升免疫力的意识不断加强。慢性病具有起病隐匿、病程长、病情迁延不愈的特点，

并且呈现动态发展过程,其病情和并发症具有多效性和重塑性特性,因而使患者带病生存状态和疾病发展过程呈现相互交织的形态。因此食养食疗在全生命周期、疾病的不同阶段、不同类别层次间都可以呈现的出多维度、多时点和多方向的调理、支持和治疗,发挥膳食关键作用已成为各学科慢性病研究和治疗的热点。

(一) 食养食疗的起源和发展

在我国,以中医学为基础,食药同源、食养食疗、药膳等概念和应用历史悠久。现代人常将"食养""食治""食疗""药膳"混称,其实它们的含义并非完全相同,在所用材料、使用目的及适用人群方面都有区别。"食养"是指健康人群应用食物以达到养生的目的,目的是养生保健,服务对象是健康人群;"食治""食疗"是应用食物于患者以治疗疾病的方法,目的是治病,服务对象是患者;"药膳"是在中医药和饮食理论的指导下,用药物和食物相配伍,通过烹调加工,制作成的具有色、香、味、形、效的烹饪膳食或特殊食品。它所用的材料是以食物为主体,配以药材,经精心烹调而成。药膳的目的是养生与治疗,服务对象则包括以上两者。广义上的食物疗法则同时包含了食养、食治、食疗、药膳的含义。中医食疗和药物疗法的概念基本一致,主要表现在扶正与祛邪两方面。

我国食疗的起源与中医药的起源是同步的。自古以来就有"药食同源""医食同源"的说法。约在商周时期食养理念已现雏形,在西周时期,据《周礼·天官》的记载,医家已有"食医""疾医""疡医""兽医"之分,其中"食医"即为今天的营养师,当时居各类医师之首。战国时期,我国传统医学理论初步形成,关于食疗的内容已显端倪。我国现存最早的医学著作《黄帝内经》,在《素问·藏气法时论》中提出"毒药攻邪,五谷为养,五果为助,五畜为益,五菜为充,气味合而服之,以补益精气",以及"谷肉果菜,食养尽之",说明了用药的同时辅以食疗的重要性,同时各类食物应调配得当,互相取长补短,才能对身体发挥有益的作用。此外,《素问·平人气象论》曰"人以水谷为本",表明食物是人体生长发育之本。

湖南马王堆出土的《五十二病方》一书，收载药物247种，其中可食者61种，约占全部药物数的1/4，书中还谈到了饮食保健的方法。东汉末年我国最早的药学专著《神农本草经》问世，收载药物365种，其中食物50种左右，如酸枣、橘柚、葡萄、大枣、海蛤、干姜、赤小豆、粟米、龙眼、蟹、杏仁、桃仁等，食疗方剂6首，对于一些食物的药用价值已经给予重视和肯定。东汉杰出医家张仲景的《伤寒杂病论》中不乏食疗的有关内容，如书中提出的"猪肤汤"和"当归生姜羊肉汤"都是典型的食疗处方，至今还被临床所常用。

晋代葛洪所著的《肘后备急方》首先记载用海藻酒治瘿病以及用猪胰治消渴病。梁代陶弘景编著的《本草经集注》中首创按自然来源把果、菜、米等食物与草木、玉石并列，这种分类法为后来的食疗本草和中医食疗学的形成起到了重要促进作用。陶弘景的《名医别录》还记载了"用牛肝补肝明目"的脏器食疗法。唐朝著名的医药学家孙思邈的《千金方》首先将"食治"立为专篇，分果实、菜蔬、谷木、鸟兽四门，对各种食物做了分类介绍，内容涉及食治、食养、食禁等各方面，是现存最早的食物疗法专篇。他指出："夫为医者，当须先洞晓病源，知其所犯，以食治之；食疗不愈，然后命药。"把食疗作为治疗疾病的首选方法。孙思邈在食疗服用时间及寒温、食疗的制作方法，以及不同季节五味损益等方面，都有独到见解，对以后食疗的发展起到了积极的推动作用。孙思邈的弟子孟诜所著的《食疗本草》记载药物性食物241种。至此，食疗学从实践到理论已经发展成熟。

宋代皇家编纂的医学巨著《太平圣惠方》中，将食疗保健的作用总结为"病时治病，平时养身"，即具有食疗与食养两方面作用，并且列举了软食之粥、羹，硬食之索饼，饮料之酒、浆、茶、乳，菜肴之肝、肚，点心之灌藕等。随着历史的发展，饮食疗法已愈来愈趋于成熟，到了元代，中医学在食物认识方面有了相当大的发展。元朝饮膳太医忽思慧著的《饮膳正要》，可以说是我国第一部"营养学"专著，该书认为病后服药不如在未病前注意营养以预防疾病，首创我国食疗菜谱。

明代伟大的医药学家李时珍，编撰本草学巨著《本草纲目》，共载药1892种，增加新药347种，它提供了饮食疗法的丰富资源，谷、菜、果三部就有300余种，虫、介、禽、兽有400余种；高濂的《遵生八笺》，记载了各种食物的制作方法，其中有汤类32种，粥类38种。清代的食疗著作甚多，其中也涉及从食物的治疗作用方面进行深入研究。较早的著作有沈李龙编的《食物本草会纂》，对于食物的疗效记述详细，并强调饮食有节和采用食疗两者都十分重要。尔后有名的食疗著作有王孟英的《随息居饮食谱》，主张多进谷畜果蔬，以食代药，反对偏食，提倡"食忌"。清代费伯雄撰有《费氏食养三种》，即《食鉴本草》《本草饮食谱》《食养疗法》，尤以"食养疗法"一词为费氏首先明确提出。黄云鹄辑的《粥谱·附广粥谱》共载药粥方200多个，成为现存的第一本药粥专著。

我国的传统食疗作为中医学遗产内容之一，从清代末年之后又有所发展，如张拯滋著《食物治病新书》，杨志一等编《食物疗病常识》等书，杨志一还主编了《食物疗病月刊》，提倡中国传统食疗方法。此外，现当代朱仁康（1908—2000年）著《家庭食物疗病法》，程国树（1913—1995年）编《疾病饮食指南》，他们继承前人经验，各有阐发。

总之，食疗在遥远的上古时期萌芽和发生，至商周已具雏形，经春秋战国、秦汉其学科理论体系基本形成，至晋唐臻于成熟，宋、金、元、明、清至近、现代各有充实和发展。历代医家利用食性平和、来源易得、经济实惠、平稳安全的优点，以食物代替药物。通过食养食疗，无病能预防，有病可控制、缓解，轻病则痊愈，重病则改善症状，减轻痛苦，达到防治疾病、调和气血、平衡阴阳、养生延年之目的。

食养食疗是利用食物来维持和改善机体的功能，以获得健康或治愈疾病的一种方法，也是FAM理念的最好体现。

（二）基本理论和应用

传统食物疗法发展第一基于食药理论，体现于食药同源、食药有别、食药同功的特点。食药同源物品本质上为可食用的中药材，因兼具药食两用性，历来以食疗、食补和药膳等形式应用于医疗保健，但在应用上二者还是有着区别。第二是以"扶正祛邪"为导向的养生保健思想，这是传统中医的精华，《黄帝内经·素问·刺法论》说"正气存内，邪不可干"，《黄帝内经·素问·评热病论》又说"邪之所凑，其气必虚"，体现了传统中医对预防保健的重视。第三是饮食合理的原则，如前面提到的《黄帝内经·素问·藏气法时论》提出的"五谷为养，五果为助，五畜为益，五菜为充，气味合而服之，以补精益气"的传统膳食结构框架，同时又提出了饮食有节的饮食生活方式管理思想。第四，传统食物疗法讲究辨证调养，针对不同体质和证型人群及食物性征（寒、凉、温、热，酸、苦、甘、辛、咸五味）制定食物疗法指导处方，传统食物疗法的理论和应用为现代食养食疗的形成提供了参考。

食疗思想是在中医药学理论体系指导下形成的。中医认为食物也同药物一样具有四性，对人体和人的疾病有着不同的作用。因而在采用食疗过程中，应用辨证施治思想，利用食物、药物的不同属性，协调脏腑的功能，平衡机体的偏盛或偏衰。中医药的归经、升降浮沉学说，在食疗中亦被运用。总之，在食疗中要依据中医药的基本理论，因人、因病、因时、因地之不同，而进行辨证论治。而当机体面临不同证型（湿、热、虚、寒），利用食物性征辨证论治的时候则起到"疗"的作用。传统食疗配方很多，比较常见的形式有汤羹、糕饼、炖肉等，在制作上要注意配伍合理、用量适宜和因人而用，并随时调整。文化性和适用性也成为现代食疗食养开展应用服务重要组成要素，与现代营养学的融合，为"食养食疗"技术提供了更有价值的发展空间。

（三）食药同源物质法规化

《本草纲目》中的药食资料，在后世处方运用中多有体现，后世的食药运用也有补充发展，很多名医更加注重食药同源中的药物运用。经过历史的沉淀，1987年，卫生部、国家中医管理局联合颁发了（87）卫字第57号文件，公布了第一批"既是食品又是药品的品种名单"，明确了食药同源物质的管理规范，正式确认了食药同源的法律地位。1991年卫监发（1991）第54号文和1998年卫监发（1998）第9号文分别增加了8种物质。2002年，《卫生部关于进一步规范保健食品原料管理的通知》印发了"既是食品又是药品的物品名单"，共87种。

近两年，国家卫生健康委员会密集发布相关政策，一直在推动食药同源试点和目录认定，并不断扩展。2019年，国家卫生健康委员会发布《关于当归等6种新增按照传统既是食品又是中药材的物质公告》。2020年1月，国家卫生健康委员会发布《关于党参等9种物质开展按照传统既是食品又是中药材的物质管理试点工作的通知》，2023年11月发文，将这9种试点物质正式纳入食药物质名单。2021年，国家卫生健康委员会制定《按照传统既是食品又是中药材的物质目录管理规定》。2024年8月，国家卫生健康委员会、国家市场监督管理总局联合发布公告，将地黄、麦冬、天冬、化橘红4种物质纳入按照传统既是食品又是中药材的物质目录。截至目前，在《中华人民共和国食品安全法》的管理体系下，共有106种既是食品又是药品（中药材）的物质（以下简称"食药物质"），具体名单见表2-1，常见食药物质的经典功能见表2-2。

食药物质的法规化进一步推动了食养食疗工作的深入开展和应用，大大扩展了对保健食品、特殊膳食食品和其他保健产品研发生产通路，挖掘《本草纲目》食药同源内涵，对提高生活质量和满足人体健康需求的食养食疗目标，更好地为人民健康服务提供了保障。

▼ 表 2-1 我国公布的食药物质名单

物质名称	文件
丁香、八角茴香、刀豆、小茴香、小蓟、山药、山楂、马齿苋、乌梢蛇、乌梅、木瓜、火麻仁、代代花、玉竹、甘草、白芷、白果、白扁豆、白扁豆花、龙眼肉（桂圆）、决明子、百合、肉豆蔻、肉桂、余甘子、佛手、杏仁（甜、苦）、沙棘、牡蛎、芡实、花椒、赤小豆、阿胶、鸡内金、麦芽、昆布、枣（大枣、酸枣、黑枣）、罗汉果、郁李仁、金银花、青果、鱼腥草、姜（生姜、干姜）、枳椇子、枸杞子、栀子、砂仁、胖大海、茯苓、香橼、香薷、桃仁、桑叶、桑椹、桔红、桔梗、益智仁、荷叶、莱菔子、莲子、高良姜、淡竹叶、淡豆豉、菊花、菊苣、黄芥子、黄精、紫苏、紫苏籽、葛根、黑芝麻、黑胡椒、槐米、槐花、蒲公英、蜂蜜、榧子、酸枣仁、鲜白茅根、鲜芦根、蝮蛇、橘皮、薄荷、薏苡仁、薤白、覆盆子、藿香	《卫生部关于进一步规范保健食品原料管理的通知》
当归、山柰、西红花、草果、姜黄、荜茇	《关于当归等6种新增按照传统既是食品又是中药材的物质公告》
党参、肉苁蓉（荒漠）、铁皮石斛、西洋参、黄芪、灵芝、山茱萸、天麻、杜仲叶	《关于党参等9种新增按照传统既是食品又是中药材的物质公告》
地黄、麦冬、天冬、化橘红	《关于地黄等4种按照传统既是食品又是中药材的物质的公告》

▼ 表 2-2 常见食药物质的经典功能

功能	食药物质
健脾	山药、茯苓、白扁豆、莲子
和胃	山药、佛手、木瓜、小茴香、白扁豆花
补肝肾	山药、枸杞子、杜仲叶、丁香、肉苁蓉、黑芝麻、酸枣仁
理气	橘皮、佛手、砂仁、橘红、紫苏、代代花、小茴香、八角茴香、枣、甘草
润肺	百合、黄精、杏仁、罗汉果、榧子、胖大海

续表

功能	食药物质
生津	葛根、黄芪、桑葚、党参、西洋参、铁皮石斛、鲜芦根、玉竹、粉葛、酸枣仁、乌梅
化痰	姜、莱菔子、紫苏籽、桔红、佛手
止咳	桃仁、姜、杏仁、甘草、沙棘、玉竹、灵芝
清热	决明子、菊花、金银花、铁皮石斛、鲜白茅根、鲜芦根、青果、罗汉果、淡竹叶、胖大海
润肠	决明子、当归、桃仁、紫苏籽、杏仁、火麻仁、郁李仁、胖大海、黑芝麻
滋阴	桑葚、铁皮石斛、阿胶
化湿	茯苓、白扁豆、橘皮、荷叶、木瓜、白扁豆花、香薷、砂仁
安神	莲子、枣、百合、龙眼肉、牡蛎、西红花、灵芝、酸枣仁

二、现代营养学和食养食疗

随着化学、生理学、生物学、医学等学科的发展，人类逐渐开始了对食物和健康的探索、对生命本源和健康之真的追求。营养学应运而生。

现代营养科学认为，营养是指机体从外界摄取食物，经过体内的消化、吸收和（或）代谢后，或参与构建组织器官，或满足生理功能和体力活动需要的必要的生物学过程。营养科学是指研究机体营养规律以及改善措施的学科，即研究食物和食物中对人体有益的成分及人体摄取和利用这些成分以维持、促进健康的规律和机制；在此基础上采取具体的、宏观的、社会性措施改善人类健康、提高生命质量。

营养科学在人类的健康发展中不断被认识、检验、修正和完善，逐渐丰富了人们对食物（包括膳食）和人体健康关系的认知。掌握食物营养、人体必需营养素等基础概念和理论，以及食物物质对人类生育、成长、衰老规律和抵抗疾病的作用等，为人类健康发展奠定了基础。

(一) 食物分类和营养特点

养育人类的食物多种多样,营养学对人类健康的贡献之一是对食物组成的认识。现代营养学研究食物的组成分类,根据不同食物营养特点和所能提供的主要营养成分异同,可将食物简单分为五类,即谷薯杂豆类、蔬菜水果类、动物性食物、奶类和大豆及坚果类、油脂类和盐。

1 谷薯杂豆类

谷薯杂豆类(图2-2)共同特点是碳水化合物含量较高,为人类膳食中能量的主要来源。由于食用量大,也是我国居民蛋白质、B族维生素、矿物质的重要食物来源。谷物精细化加工之后营养成分会大量流失,因此要确保每日摄入一定量的全谷物。薯类可作为主副食应用,其淀粉的消化速度略低于谷物淀粉,烹调中可通过快烹快炒起到延缓餐后血糖快速升高的作用。杂豆类兼具高蛋白、高淀粉的营养特性,且富含维生素、矿物质和植物化学物,可以替代部分谷物制备主食。

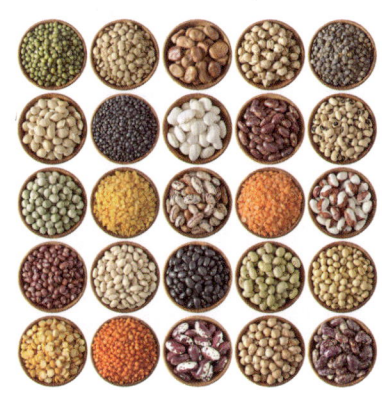

▲ 图2-2 谷薯杂豆类

2 蔬菜水果类

蔬菜水果类(图2-3)的种类繁多,通常水分含量较高,是膳食纤维、微量营养素和植物化学物的良好来源。茎叶菜、鲜豆类膳食纤维、维生素K_1含量丰富;深色果蔬(如深绿色、橘红色和紫红色)富含β-胡萝卜素及类

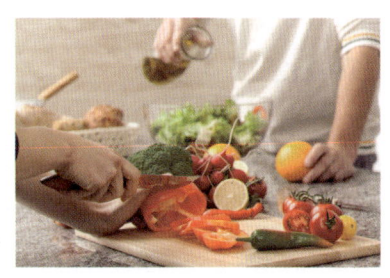

▲ 图2-3 蔬菜水果类

胡萝卜素，也含有较为丰富的叶酸、烟酸和矿物质等；蔬菜水果中含有的维生素 C、多酚、类胡萝卜素等起着抗氧化作用，且钾含量丰富；藻类是碘的主要来源。

③ 动物性食物

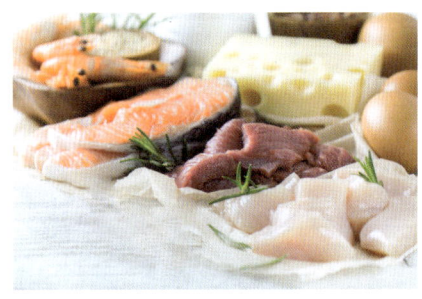

▲ 图 2-4 动物性食物

动物性食物（图 2-4）包括畜禽肉蛋，是蛋白质含量较高且质量较好的食物，也是脂肪和脂溶性维生素的主要来源。畜禽肉的脂肪含量从 5% ~ 70% 不等，与品种和部位有关，饱和脂肪占比较高。水产品脂肪含量整体偏低，脂肪含量 ≥ 5% 的称为多脂鱼，不饱和脂肪酸比例较高，是二十碳五烯酸和二十二碳六烯酸的重要来源，也是维生素 A、维生素 D、烟酸、钾、磷、镁、碘、硒的良好来源。蛋类含有丰富的卵磷脂、胆碱、胆固醇、维生素 A 及叶酸等 B 族维生素。胆红素铁主要来自含血的动物性食物，吸收率较高。

④ 奶类、大豆及坚果类

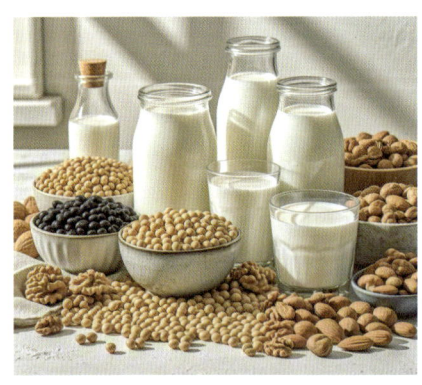

▲ 图 2-5 奶类、大豆及坚果类

奶类、大豆及坚果类（图 2-5）是蛋白质和钙的良好来源。奶类蛋白质属于优质蛋白质，碳水化合物主要为乳糖，有助于钙的吸收，并有利于维持肠道菌群平衡。大豆和坚果蛋白质含量较高，通过蛋白质互补可以有效提升其利用率；其油脂成分以不饱和脂肪酸为主，并富含磷脂和维生素 E，也是叶酸、生物素、低聚糖、皂苷、黄酮、钾、钙、镁、锌的良好来源。

5 油脂类和盐

烹调用油脂（图2-6）分为动物油和植物油，是能量的重要来源。动物油富含饱和脂肪酸，植物油以不饱和脂肪酸为主，通过种类互换以满足人体需求。盐及其他调味用料的使用主要用于调味，应避免过多摄入钠。

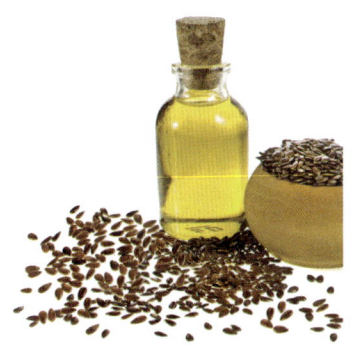

▲ 图2-6 油脂

（二）必需营养素和相关疾病防治

100多年前，人们就认识到食物中某些物质（必需营养素）是人类生命中所需要的，摄入不足将导致疾病或死亡。与人体健康相关的重要理论应运而生——必需营养素（essential nutrient）和膳食营养素参考摄入量（dietary reference intakes，DRIs）。

1 必需营养素理论

必需营养素是指该物质是人类生长、健康和存活所必需，且机体不能自身合成；在膳食中缺乏该物质或比例不当，可造成人体特异性缺乏病，甚至导致死亡。长期低于某摄入量时，将出现不良症状，如生理功能障碍或儿童生长发育迟缓、舌炎、佝偻病、贫血、夜盲症、抑郁等；只有充足摄入该营养素或其前体物质可以预防或治愈。人体从食物中获取充足的营养素，来维持机体生长、发育、活动、生殖以及正常代谢。

人体必需营养素和其他膳食成分见表2-3。食物中化学成分种类丰富，除必需营养素外，还包括很多色香味化合物、膳食纤维类物质，以及植物化合物类。

▼ 表2-3 人体必需营养素和其他膳食成分

分类		物质
必需营养素	蛋白质	亮氨酸、异亮氨酸、赖氨酸、蛋氨酸、苯丙氨酸、苏氨酸、色氨酸、缬氨酸、组氨酸
	脂肪	亚油酸、α-亚麻酸
	碳水化合物	
	常量元素	钙、磷、钾、钠、镁、硫、氯
	微量元素	铁、碘、锌、硒、铜、铬、锰、钼、钴等
	脂溶性维生素	维生素 A、维生素 D、维生素 E、维生素 K
	水溶性维生素	维生素 B_1、维生素 B_2、维生素 B_6、维生素 B_{12}、维生素 C、叶酸、烟酸、生物素、泛酸、胆碱
	水	
其他膳食成分		膳食纤维、番茄红素、植物甾醇、原花青素、姜黄素、大豆异黄酮、叶黄素、花色苷、氨基葡萄糖等

2 营养素参考摄入量

因预防和治疗"营养素缺乏病"需要,开启了食物营养与人体健康状况的"量化"研究。早在1938年,我国就确定了营养素最低需要量标准,后发展为中国居民膳食营养素参考摄入量(DRIs)。DRIs 是为了保证人体合理摄入能量和营养素,避免缺乏和过量而制定的。多年来,DRIs 研究不断完善充实,按照不同年龄、性别、体力活动强度生理需求和安全性,给出了不同年龄组各种营养素每日应达到的摄入水平。目前 DRIs 已经包括七个指标。

(1)平均需要量(estimated average requirement,EAR)系指某一特定性别、年龄及生理状况群体中个体对某营养素需要量的平均值,是制定推荐摄入量的理论数值和基础。

(2)推荐摄入量(recommended nutrient intake,RNI),是指可以满足某一特定性别、年龄及生理状况群体中绝大多数个体(97%~98%)需要量的某种营养素摄入水平。长期摄入 RNI 水平,可以满足机体对该营养素的需要,维持组织中有适当的营养素储备和机体健康，以预防营养缺乏病。

（3）适宜摄入量（adequate intake，AI），AI 是通过观察或实验获得的健康群体对某种营养素的摄入量。

（4）可耐受最高摄入量（tolerable upper intake level，UL）是指平均每日摄入营养素的最高限量。"可耐受"是指这一摄入水平在生物学上一般是可以耐受的。对一般群体来说，摄入量达到 UL 水平对几乎所有个体均不致损害健康，但并不表示达到此摄入水平对健康是有益的。

（5）预防膳食相关非传染性疾病的建议摄入量（proposed intakes for preventing diet-related non-communicable diseases，PI-NCD），通常将其简称为建议摄入量（PI），是以预防膳食相关非传染性疾病为目标，提出的营养素每日摄入量（水平）。

（6）宏量营养素可接受范围（acceptable macronutrient distribution range，AMDR），指脂肪、蛋白质和碳水化合物理想的摄入量范围，该范围可以提供这些必需营养素的需要，并且有利于降低慢性病的发生风险，常用占能量摄入量的百分比表示。

（7）植物化合物的特定建议值（specific proposed levels，SPL），SPL 是以预防成年人膳食相关非传染性疾病为目标，提出的营养素以外的其他食物成分每日摄入量（水平）。当该成分的摄入量达到 SPL，可能有利于降低发病风险。

随着营养科学的进步，人类健康问题和疾病谱的变化，人体必需营养素和膳食营养素参考摄入量不断被赋予新的内涵，成为人类促进健康和预防疾病高效益的强有力手段。目前，DRIs 已经广泛应用于相关婴幼儿食品、营养强化食品、运动食品、营养素补充剂、保健食品、特殊医学用途配方食品（food for special medical purpose，FSMP）等食品营养、膳食指南的设计；也为营养配餐、治疗膳食提供了参考标准，在居民合理膳食和临床疾病支持和治疗中得到广泛应用。

（三）营养与慢性病

我国营养学的早期目标，以平衡膳食，预防和治疗营养缺乏病为主；随着营养学概念发展、代谢机制和生命规律认识以及技术进步，20世纪70年代以来逐渐转变为对慢性病的发生、发展机制，膳食营养作用和营养干预、营养支持、营养治疗技术等为中心。

1 膳食和慢性病防治

营养与慢性病和退行性疾病的易感性及关系研究引起了人们的广泛兴趣。随后关于脂肪酸、膳食纤维、植物固醇以及钠、钾等与心脏病、癌症、高血压等发病率关系的研究提示，除了必需营养素，一些有益的膳食成分也可影响疾病的发生发展。目前认识到的膳食中植物化合物主要包括植物多酚、萜类、含硫化合物、膳食纤维和低聚糖类、氨基酸衍生物等都可能对健康有益。例如，茶叶中的茶多酚、茶色素，大豆中的异黄酮，大蒜中的蒜素和蒜胺，蔬菜水果中的番茄红素以及保健食品中的人参皂苷、灵芝多糖、枸杞多糖等。由此，膳食与慢性病之间关系，在很多干预、改善和治疗慢性病研究中已经得到证实。营养素与疾病发生发展关联程度见表2-4。

▼ 表2-4 早期研究的膳食营养和人类疾病的关系

类型	关系	疾病
与营养作用相关的疾病	相关关系	骨质疏松、骨关节炎、部分癌症等
营养代谢性的疾病	强相关关系	肥胖、2型糖尿病、血脂异常、高血压、心血管病等
营养缺乏性疾病或过量引起中毒	因果关系	癞皮病、坏血病、佝偻病、缺铁性贫血、脚气病、甲状腺疾病等

2 食物与健康研究证据

目前，不健康饮食、食物摄入量过高或过低与疾病风险之间的关联已有较多的研究证据，参照WHO指南及GRADE评价体系进行证据评价，《中国居民膳食指南（2022）》提出了一些食物与健康的推荐意见，同时现代营养学研究也给出了一些营养素与疾病改善的证据，其中合理膳食与健康为 B 级以上的证据关联见表 2-5。这些证据对于制定慢性病的食养食疗原则和方案具有重要参考价值。

▼ 表 2-5　合理膳食与人体健康的证据简表

项目	与健康的关系
健康膳食模式	可降低成年人高血压、心血管疾病、2 型糖尿病的发病风险
	可降低成年人结直肠癌发病风险
全谷物	增加全谷物可降低成年人心血管、2 型糖尿病、结直肠癌发病风险
	增加全谷物有助于维持正常体重、延缓体重增长
蔬菜	增加蔬菜可降低 2 型糖尿病的发病风险
水果	增加水果摄入量可降低心血管疾病的发病风险
蔬菜和水果（联合摄入）	可降低心血管疾病的发病和死亡风险
	可降低肺癌的发病风险
奶类及其制品	与儿童骨密度的增加有关；但是与成人骨密度或骨质疏松无关
	可能与前列腺癌、乳腺癌发病风险无关
鱼肉	增加摄入量可降低脑卒中的发病风险
	增加摄入量可降低中老年人痴呆及认知功能障碍的发病风险
坚果类	降低成年人心血管疾病的发病和死亡风险

三、现代食养食疗的特点和意义

我国医院的营养管理体制最早可以追溯于 20 世纪初期，1921 年北京协和医院成立时所创办的营养部门（当时称为饮食部，英文是 dietary department），也是我国临床营养师等专业人员最早的职业发展与培训基地。自 20 世纪 50 年代开始，我国在大学教育培养了大批临床营养专业人员，他们是我国临床营养学科发展的奠基。后来饮食部也改称为营养部和营养科。20 世纪 80 年代中期，卫生部下发了关于加强临床营养工作的意见，各地开始重视临床营养学科的发展。2022年，国家卫生健康委员会组织发布了《临床营养科建设与管理指南（试行）》，指南要求：二级以上综合医院以及肿瘤、儿童、精神等专科医院设置临床营养科，应当按照本指南进行建设和管理。目前营养科室主要负责患者营养咨询、营养筛查、营养评估、治疗膳食、药膳、肠内营养、肠外营养治疗（辅助）等。

（一）食养食疗的特点

食养食疗是现代营养干预、营养治疗的手段之一。食养食疗是根据人体的营养需要、身体状况及代谢特点及不同证型，科学选择食物及食药物质、设计膳食和适宜的烹饪方法，来维持和改善机体的功能，达到滋养身体、强身健体、疗疾祛病的方法；是现代、多学科融合发展起来的针对生命养育和疾病预防/治疗的共用技术手段。食养食疗是健康膳食、膳食疗法的简称，在应用方面略有侧重。在医院诊疗活动中，"膳食处方"也是常用的一种书面语，需更加个性化、量化和具体规范，体现营养师责任。

食养食疗是营养干预和治疗的一种技术形式，也是百姓熟知的一种膳食治疗的"说法"。现代食养食疗有以下技术特点。第一，现代食养食疗是现代医学、营养学和传统医学的理论和实践的融合，有较强的人群研究和临床实践科学证据。第二，现代食养食疗利用已明确作用的营养素及功能成分，其作用机制明确，作用靶点大多已经清晰。第三，现代食养食疗将膳食指南和营养素需要量作为参考标准，增强实践中技术一致性以及膳食构成的整体性。第四，现代食药两用物质、FSMP、保健食品、营养素补充剂等产品链条丰富，在日常的养生和疾病预防中发挥重要作用。第五，食养食疗应融合传统医学和营养学共同发展，是临床营养治疗和疾病康复必不可少的手段。目前，根据患者情况设计个性化、精准化、定制化的食养食疗方案，已经在大多数医疗机构和社区医院开展。食养食疗为提高慢性病治疗效率，降低慢性病并发症和死亡风险做出贡献。

（二）国际发展

随着人们对慢性病的认识，各国越来越多地尝试开展"食养是良医"（food as medicine，FAM）行动。FAM 是一个概念或理念，尽管还没有统一的定义，FAM 行动通常指鼓励和开展以食物或膳食为预防或治疗有关的疾病手段的应用，提供与医疗保健有关的食品和营养措施。如美国提出和推行 FIM（food is medicine）行动，通过研究医疗定制膳食、医疗定制食品和营养处方计划，不断探讨干预措施预防、管理和治疗疾病的作用，并把消费者认识食物、扩展医疗机构医疗报销制度为目标。在瓦赫宁根大学及荷兰国家公共卫生与环境研究所的推进下，荷兰尝试将 FAM 用于预防和治疗 2 型糖尿病、心血管疾病、肾病、肠易激综合征、炎症性肠病、乳腺癌、结肠癌、肺癌等慢性病，并起草制定了《良好营养指南》；根据瓦赫宁根大学、其他大学以及荷兰国家公共卫生与环境研究所的文件，FAM 是一个非常可靠的慢性病解决方案，健康饮食和生活方式的改变可以对心血管疾病、糖尿病、肾病和各种肠道疾病的治疗产生非常积极的影响。澳大利亚、英国等国家也在开展一些有关 FAM 的行动和计划的试点工作，以达到对抗和预防慢性病的目的。

（三）发展食养食疗的社会意义

健康饮食和生活方式作为慢性病的现代"智疗"手段，我们已经认识到：合理膳食、均衡营养是维持生命、保障正常生长发育、提高生命质量、增强机体防病能力和健康长寿的物质基础。食物中蕴藏着人体必需的营养素和其他健康物质，探索食物奥秘、认识膳食与人体健康规律、应用食物和膳食预防和治疗人类营养缺乏病、慢性病、传染病等问题，是现代营养学理论框架下的发展任务。

合理膳食均衡营养，满足人体健康的需求，是预防慢性病和延缓慢性病发生发展的重要前提，食养食疗是对慢性病防治最经济、最有效、可持续的重要方法。其最重要的社会意义就是减少慢性病发病率，减少慢性病的医疗负担和经济负担。食养食疗策略和行动的总体目标是扩大和加强对慢性病营养干预膳食治疗的研究和应用，特别是在医疗保健行业，为慢性病的预防、治疗和康复，提供满足患者需求的膳食干预相关技术路径，进而影响社区和家庭，让更多人可以从中受益。

举一个众所周知的例子：膳食疗法是肥胖的主要治疗手段，体重管理对慢性病防治也至关重要，体重过低和过高均可增加人群全因死亡风险。目前有充足的证据表明，超重肥胖增加冠心病、2型糖尿病、绝经后妇女乳腺癌、儿童高血压的发病风险，低体重和肥胖增加老年死亡风险，超重降低老年死亡风险。膳食疗法是体重管理唯一可行、可持续的方法。

慢性病预防和营养改善

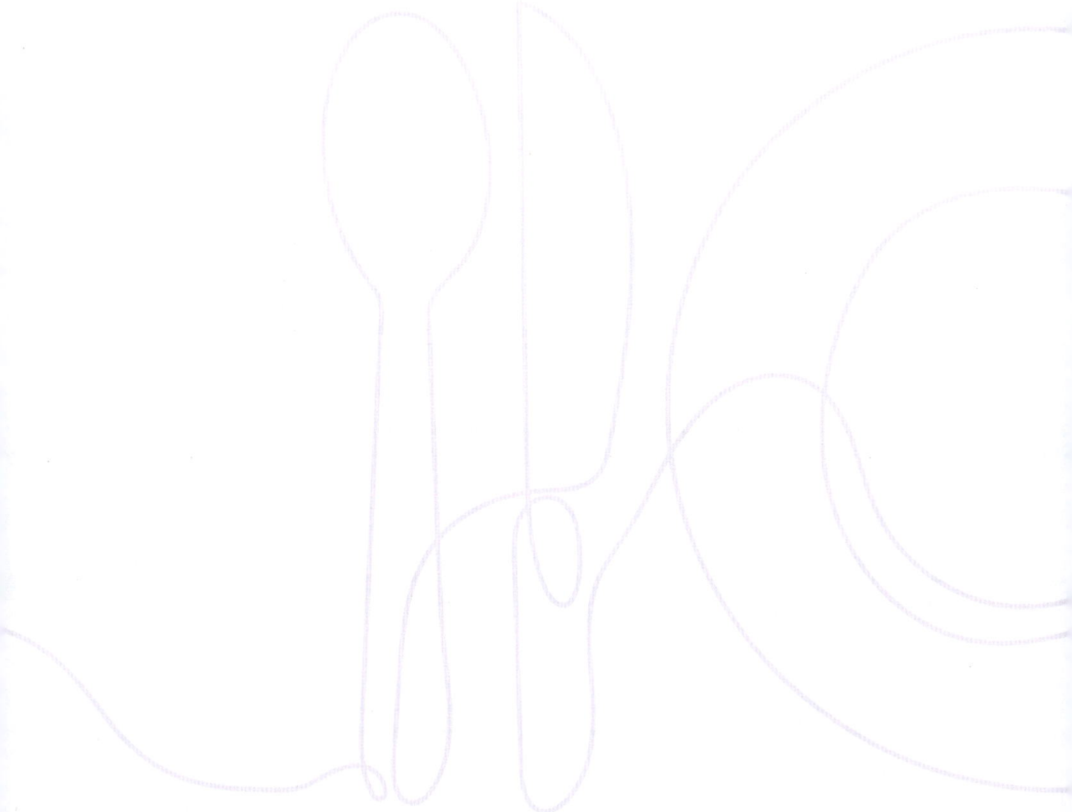

早在 2004 年，WHO 就发布了《饮食、身体活动与健康全球战略》，强调应通过限制来自脂肪的能量摄入、限制"游离"糖摄入、限制盐（钠）摄入、增加水果蔬菜和豆类、未加工的谷物及果仁摄入等措施，实现能量平衡，达到控制体重和预防慢性病的目的。在《2022 年全球身体活动状况报告》中，来自全球 194 个国家的数据显示，全世界在这一领域进展缓慢，WHO 呼吁各国需要加快制定和执行相关政策，以强化人们的体格，帮助预防慢性病，减轻不堪重负的卫生服务体系的压力。2024 年，WHO 再次发出倡导，"各国应积极行动起来，阻止慢性病对生命造成巨大且不断增加的伤害"。

我国党中央、国务院高度重视营养相关慢性病的防治工作，将其纳入《"健康中国 2030"规划纲要》《健康中国行动（2019—2030 年）》15 个专项行动中，制定了《国民营养计划（2017—2030 年）》《中国防治慢性病中长期规划（2017—2025 年）》等重要政策，明确提出工作目标。

一、合理膳食是慢性病预防的基础

现代营养学认为，一种食物含有的营养素是很难全面的，每种食物都有其独特的营养价值，但只有将各种食物合理搭配，才能均衡摄入满足人体所需的营养素，满足机体需要，因此平衡膳食模式的概念应运而生。通常膳食模式指的是膳食结构，是一个国家、地区或个体日常膳食中各类食物的种类、数量及所占的比例。同时膳食模式也强调描述整体的饮食方式，包括食物的选择、烹饪方式、饮食习惯等。由于地域、文化、资源和信仰等因素的影响，世界上存在多种多样的膳食模式，良好的膳食模式和习惯对于居民的身体健康有重要作用，目前全球有几种膳食模式是公认的具有预防和改善慢性病的作用。基于这些膳食模式在现实世界长期实践证据的积累，为促进人类健康，各国营养专家根据营养学原则，制定了符合国情的膳食指南，旨在教育居民采用平衡膳食，以达到合理营养促进健康的目的。

（一）《中国居民膳食指南（2022）》

基于已有研究证据，中国营养学会制定并发布了《中国居民膳食指南（2022）》，是国家推动食物合理消费、提升国民科学素质、实施健康中国－合理膳食行动的重要措施。

1　一般人群膳食指南

膳食指南（dietary guidelines，DG）是根据营养科学的原则和人体的营养需要，结合当地食物生产供应情况及人群生活实践，提出的食物选择和身体活动的指导意见。膳食指南提供有关食物类别、健康膳食模式的建议，包括一般膳食指南和9个不同人群的膳食指南，以促进全民健康和慢性病预防控制。

一般人群的膳食指南具有普适性，适用于2岁以上所有健康人群，提出了健康平衡膳食的八条基本准则，中国居民平衡膳食宝塔形象化地表达了其膳食组成结构（图3-1）。

中国居民膳食指南八条准则

食物多样，合理搭配
吃动平衡，健康体重
多吃蔬果、奶类、全谷、大豆
适量吃鱼、禽、蛋、瘦肉
少盐少油，控糖限酒
规律进餐，足量饮水
会烹会选，会看标签
公筷分餐，杜绝浪费

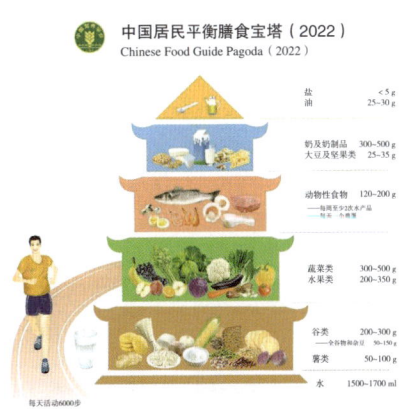

▲ 图3-1　中国居民平衡膳食宝塔（2022）

② 老年人膳食指南

一般老年人膳食指南适用于年龄在 65~79 岁的老年人，高龄老年人膳食指南适用于年龄在 80 岁及以上的老年人。

一般老年人膳食指南核心推荐包括：食物品种丰富，动物性食物充足，常吃大豆制品；鼓励共同进餐，保持良好食欲，享受食物美味；积极户外活动，延缓肌肉衰减，保持适宜体重；定期健康体检，测评营养状况，预防营养缺乏。在老年人群膳食指南的基础上，也提出了中国老年人平衡膳食宝塔。

高龄老年人膳食指南核心推荐包括：食物多样，鼓励多种方式进食；选择质地细软、能量和营养素密度高的食物；多吃鱼禽肉蛋奶和豆，适量蔬菜配水果；关注体重丢失，定期营养筛查评估，预防营养不良；适时合理补充营养，提高生活质量；坚持健身与益智活动，促进身心健康。

随着年龄的增长，尤其是超过 65 岁时，生理上会经历显著的变化，伴随着抵抗力下降，更容易产生贫血、消瘦、肌肉衰减等健康问题。高血压、高血脂、糖尿病和心血管疾病等患病风险也会随之增加。为了应对这些生理和健康的变化，食养饮食调理和食疗变得尤为重要。

我国地域辽阔，中国东南沿海很多地区（江苏、浙江、上海、福建和广东等作为代表）的社会经济发展综合水平较高，居民营养状况相对较好。根据《中国居民膳食指南科学研究报告（2021）》，东南沿海地区饮食特点为：烹饪清淡少盐，食物多样，谷物为主，丰富的蔬菜水果，经常吃鱼虾等水产品，奶类、大豆制品丰富等。流行病学和慢性病监测数据发现，遵循这一饮食模式的人群，不仅预期寿命比较高，而且发生超重或肥胖、2 型糖尿病、代谢综合征和心血管疾病等疾病的风险均较低（表 3-1），是健康膳食模式转变的良好范例。《中国居民膳食指南（2022）》将这类膳食模式定义为东方健康膳食模式。

▼ 表 3-1 我国不同地区心脑血管疾病标化死亡率

标化死亡率 （1/10 万）	地区
91.7～133.9	北京、上海
134.0～193.1	天津、江苏、浙江、福建、广东
193.2～288.4	山东、安徽、四川、重庆、湖北、江西
288.5～339.4	辽宁、甘肃、河南、湖南、贵州、云南、广西、海南
339.5～386.9	吉林、内蒙古、宁夏、陕西、山西、青海
387.1～460.8	黑龙江、新疆、河北、西藏

（二）预防慢性病的其他膳食模式

1 地中海膳食模式

地中海膳食模式（图 3-2）是居住在地中海地区的居民所特有的，以意大利、希腊等国居民的膳食作为代表。其特点为富含植物性食物，包括谷类、水果、蔬菜、豆类、果仁等；每天食用适量的鱼、禽，少量蛋、奶酪和酸奶；每月食用畜肉的次数不多，以橄榄油作为主要食用油；大部分人有饮用葡萄酒的习惯；食物以天然食物为主，控制甜食的摄入量；坚持体力活动，保持适宜体重。该膳食模式突出特点是饱和脂肪酸摄入量低，不饱和脂肪酸摄入量高，膳食中富含复合碳水化合物，维生素和膳食纤维。众多科学研究证据表明，长期遵循地中海膳食，能显著降低心血管疾病及糖尿病等慢性病的发病风险，地中海膳食还能保护大脑免受损伤，减缓阿尔茨海默病等疾病的发生发展。

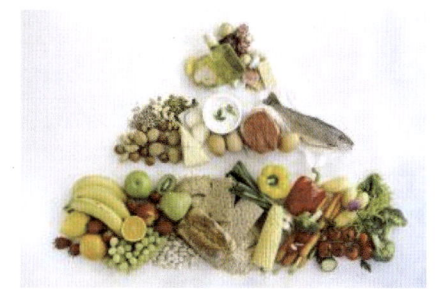

▲ 图 3-2 地中海膳食模式

2 DASH 膳食

DASH 膳食（图3-3）是预防高血压膳食（dietary approaches to stop hypertension）的缩写，是1997年美国的一项大型高血压防治计划发展而来的饮食。DASH 膳食鼓励摄入足够的全谷物、蔬果、低脂（或脱脂）奶，并且限制含糖饮料、红肉及加工肉制品、酒精和食盐的摄入，具有高钾、高镁、高钙、高膳食纤维、低饱和脂肪酸、低钠的特点。国内外大量研究证实 DASH 膳食可以有效地改善高血压患者的血压情况，干预时间越长，血压控制越良好。现在常以 DASH 膳食作为预防及控制高血压及心血管疾病的膳食模式。

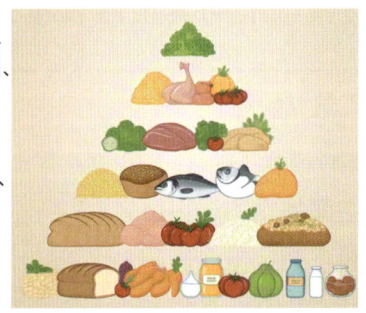

▲ 图3-3　DASH 膳食

3 其他

2019年，EAT-Lancet 委员会提出并制定了 EAT-Lancet 膳食模式，首次定量描述了兼顾人类健康和环境可持续的膳食模式：蔬菜、水果合计占膳食的50%，全谷物、植物蛋白、不饱和植物油、适量的动物蛋白等合计占另外的50%。EAT-Lancet 膳食模式提供了可持续健康膳食的具体指导，引领世界范围内的膳食转变方向。

二、慢性病预防的营养指导原则

实践经验证明，多种健康行为的综合管理，才是解决当前慢性病高发问题的现实途径。在《健康中国行动（2019—2030年）》等策略中，强调提倡全民塑造自主自律的健康生活方式；2023年，全民健康生活方式行动国家行动办公室根据健康生活方式与慢性病防控的相关理论，结合我国老年人群的健康问题，制定了针对老年人的健康生活方式核心要点。生活方式是指所有与人类生存和发展密切相关的行为模式和习惯。健康生活方式是指个体或群体为实现全生命周期的最佳健康目标而采取的行为模式，具有明显的时代性、地域性和人群特征，主要包括七大原则：合理饮食，适当活动，戒烟限酒，心理健康，良好睡眠，健康体重，保持适宜血压、血糖、血脂水平等方面。

（一）合理饮食

核心要点包括均衡营养，少油少盐、多吃奶豆、蔬果足量、肉鱼适宜、饮水充分。每天尽可能摄入更多种类的食物，以谷类为主，粗细搭配，常吃粗粮、杂粮等；多吃蔬菜水果和薯类；每天吃奶类、大豆或其制品。常吃适量的鱼、禽、蛋和瘦肉。食用油和食盐摄入过多是我国城乡居民普遍存在的问题，应减少烹调油，尽量清淡少盐。对于老年人，可根据实际情况，选择适合自己的多样化的食物，合理烹调，保证优质蛋白摄入，同时鼓励陪伴就餐。

（二）适当活动

加强身体活动，养成规律运动的习惯，日常生活少静多动。身体活动可包括家务、交通、工作和闲暇时间锻炼四个方面，在运动前进行热身活动，运动后进行整理活动，采取必要的防护措施，避免发生运动损伤。对于成年人，推荐每周最好至少进行 150 min 的中等强度体力活动，或 75 min 的高强度体力活动。对于老年人，动则有益，条件允许的情况下可增加户外活动。

（三）戒烟限酒

越早戒烟越有益健康，且任何时候戒烟都不晚，戒烟不仅包括传统的可燃香烟，还包括电子烟，形式上包括直接吸烟和二手烟暴露。过量饮酒，特别是长期过量饮酒对老年人健康有多重危害。《中国居民膳食指南（2022）》建议我国成年人一天最大饮酒的酒精量不超过 15 g，任何形式的酒精对人体都无益处。戒烟限酒有助于降低心血管疾病和其他慢性病的风险。

（四）心理健康

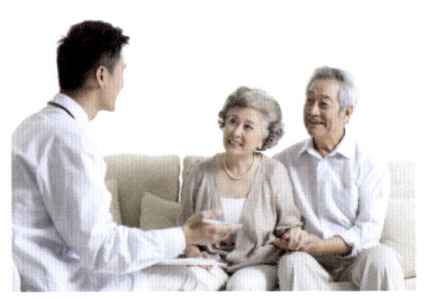

▲ 图 3-4　心理咨询

心理健康包括两层含义：一是无心理疾病；二是具有一种积极向上的心理状态，即能够维持自己的心理健康，主动减少问题行为和解决心理困扰。如发现自己的心理状况与心理健康标准有一定距离，应有针对性地进行心理调整与心理锻炼，必要时及时就医（图 3-4）。对老年人需要努力适应增龄性改变，做到老有所学、老有所为、老有所乐、维护家庭和谐、主动融入社会。

（五）良好睡眠

对睡眠时长和整体睡眠质量都要有保障。对于成年人来说，每天理想的睡眠时长是 7～9 h，若有睡眠障碍或睡眠呼吸暂停等情况，及时就医。老年人更要做到规律作息，充足睡眠，适当午休。

（六）健康体重

人的一生都需要关注体重。体重是膳食适宜与否的最直接体现，保持健康体重（BMI 在正常范围），对于预防肥胖、糖尿病、血压等大有好处。需强调的是，体重过高或过低，对老年人健康都有害处；老年人保持健康体重，有助于减少骨量丢失，增加肌肉力量，提高平衡能力，延缓功能衰退。

（七）保持适宜血压、血糖、血脂水平

建议应优先选择非高密度脂蛋白（而不是总胆固醇）来监测血脂的状况。对于有或无1型、2型糖尿病或糖尿病前期的人群，血糖检测可选择糖化血红蛋白或血糖水平，糖化血红蛋白水平可更好地反映长期血糖控制情况。对老年人，要注意定期体检，及时掌握自己的血压、血糖和血脂水平。不讳疾忌医，不过度就医，不盲从保健宣传，严格遵医嘱用药。

三、营养状况评估和筛查

食养食疗的实施目标是"养"和"疗"，是巧妙设计食物和食药同源物质烹饪方法的实践。第4章将专门介绍各种疾病的食养食疗方案。一般首先应对患者或健康个体进行筛查和评估，方能个体化、精准化地辨证施膳。尤其是对存在有营养风险的慢性病患者，应通过规范化营养支持治疗改善其临床结局，营养筛查和评估是其接受规范化营养干预的基础。

（一）营养评估

营养评估的手段包括：膳食调查、人体测量、人体营养水平的生化及实验室检测、人体营养相关疾病的病史采集和临床检查及综合营养评估等。对于一般人群营养评估可以了解其营养健康状况，为膳食指导方案制定提供依据，对有营养风险的慢性病患者，通过全面的营养评估，可确定其营养不良类型及程度，制定个体化营养支持治疗方案。

1 膳食调查

了解慢性病患者在一定时间内通过膳食摄入的能量、各种营养素的数量和质量，据此来评价其营养获得满足的程度。方法有称重法、记账法、回顾法、膳食频率问卷法（food frequency questionnaire，FFQ）和化学分析法等。膳食调查结果评估需要全

面考虑患者的膳食模式、能量和营养素摄入量、能量和蛋白质的食物来源、各餐能量分配比例等。

❷ 人体测量

根据慢性病患者的年龄、性别选用适当的人体测量指标，可以较好地反映其营养状况。常用的指标包括体重、皮褶厚度、上臂围、上臂肌围、腰围、臀围、腰臀比、握力、体成分等。

❸ 人体营养水平的生化及实验室检测

生化及实验室检测指标可反映慢性病患者蛋白质、脂肪、维生素及微量元素的营养状况和免疫功能。因营养素在组织及体液中浓度下降，组织功能降低及营养素依赖酶活性下降等的出现均早于临床或亚临床症状的出现，故生化及实验室检测对及早发现营养素缺乏的类型和程度有重要意义；且其可提供客观营养评价结果，这是人体测量等方法所不具备的优势。常用的检测指标包括血浆蛋白、氮平衡、血电解质、微量元素及维生素、免疫功能及炎性因子等。

❹ 人体营养相关疾病的病史采集和临床检查

通过病史采集及临床检查可以发现营养素缺乏的体征。

病史采集的重点在于：①膳食史，包括有无厌食、食物禁忌、吸收不良、消化障碍及能量与营养素摄入量等；②已存在的病理与营养素吸收或代谢影响因子，包括传染病、内分泌疾病、肿瘤、慢性疾病（如肝硬化、肺病及肾衰竭等）；③用药史及治疗手段，包括代谢药物、类固醇、免疫抑制剂、利尿剂、泻药、放疗与化疗等；④对食物的过敏及不耐受等。

临床检查的重点在于发现下述情况，判定其程度并与其他疾病鉴别：①恶病质；②肌肉萎缩；③毛发脱落；④肝大；⑤水肿或腹水；⑥皮肤改变；⑦维生素缺乏体征；⑧必需脂肪酸缺乏体征；⑨常量和微量元素缺乏体征等。

5 针对患者的综合营养评估

目前主要的综合营养评估工具包括主观全面评定（subjective global assessment，SGA）、患者参与的主观全面评定（patient-generated subjective global assessment，PG-SGA）和微型营养评定（mini-nutritional assessment，MNA）等。SGA 主要用于住院患者营养评估，其特点是以病史采集与临床检查为基础，省略人体测量和生化检查。PG-SGA 是在 SGA 基础上为肿瘤患者设计的营养评估方法，由患者自我评估（体重、摄食情况、症状、活动和身体功能）与医务人员评估（疾病和营养需求、代谢需要以及体格检查）两部分组成。MNA 主要适用于养老院和社区老人，评估内容包括人体测量（身高、体重及体重丢失）、疾病状况（如消化功能状况）、饮食状况（食欲、食物数量、餐次、有否摄食障碍等）和主观评定（对健康及营养状况的自我监测）等（图 3-5）。

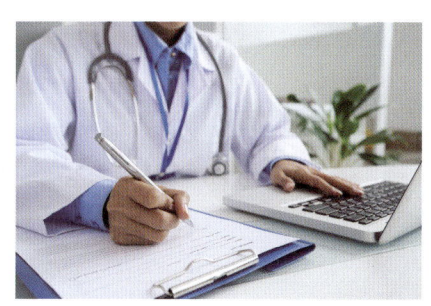

▲ 图 3-5 评估和记录

（二）营养筛查

营养筛查是指应用量表化工具初步判断患者营养状态的过程，其目的在于判定患者是否具有营养风险或发生营养不良的风险，营养筛查包括营养风险筛查和营养不良筛查两大类。营养风险筛查常用工具为营养风险筛查 2002（nutritional risk screening 2002，NRS 2002）、营养不良筛查常用工具包括营养不良通用筛查工具（malnutrition universal screening tool，MUST）和微型营养评定-简表（mini-nutritional assessment shortform，MNA-SF）等。

❶ 营养风险筛查2002（NRS 2002）

NRS 2002同时考虑到患者营养状态的改变和疾病的严重程度，是广受推荐的筛查工具。NRS 2002包括三方面的内容：营养状况受损评分（0~3分）、疾病严重程度评分（0~3分）、年龄评分（≥70岁，加1分），三者相加为总分（0~7分）。总分≥3分为具有营养风险，需进行全面的营养评估。入院时筛查总分＜3分者虽暂时没有营养风险，但应每周重复筛查1次，一旦出现总分≥3分的情况，即进入营养支持治疗程序。评分方法见表3-2。

▼ 表3-2 营养风险筛查2002（NRS 2002）

A. 营养状态受损评分（取最高分）	
1分（任一项）	近3个月体重下降＞5%
	近1周内进食量减少＞25%
2分（任一项）	近2个月体重下降＞5%
	近1周内进食量减少＞50%
3分（任一项）	近1个月体重下降＞5%或近3个月下降＞15%
	近1周内进食量减少＞75%
	BMI＜18.5 kg/m² 及一般情况差
B. 疾病严重程度评分（取最高分）	
1分（任一项）	一般恶性肿瘤、髋部骨折、长期血液透析、糖尿病、慢性病（如肝硬化、慢性阻塞性肺疾病）
2分（任一项）	血液恶性肿瘤、重症肺炎、腹部大型手术、脑卒中
3分（任一项）	颅脑损伤、骨髓移植、重症监护
C. 年龄评分	
1分	年龄≥70岁

❷ 营养不良通用筛查工具（MUST）

MUST主要用于蛋白质能量营养不良及其风险的筛查，包括三部分内容：BMI、体重下降程度、疾病原因导致近期禁食时间。三项相加得到总分，0 分为低营养风险状态，临床常规处理，无需营养干预，但需定期进行重复筛查；1 分为中等营养风险状态，要进行观察，连续 3 天记录饮食及液体摄入量（医院及护理院），必要时给予饮食指导（社区居民）；≥ 2 分为高营养风险状态，需要专业营养医生制定营养治疗方案，营养师或营养支持小组（NST）会诊，先用普通食品，后强化食品或补充性营养支持，监测、评估治疗计划。评分方法见表 3-3。

▼ 表 3-3　营养不良通用筛查工具（MUST）

项目	内容	评分
BMI	> 20 kg/m²	0 分
	18.5 ～ 20 kg/m²	1 分
	< 18.5 kg/m²	2 分
体重下降程度	过去 3 ～ 6 个月体重下降< 5%	0 分
	过去 3 ～ 6 个月体重下降 5% ～ 10%	1 分
	过去 3 ～ 6 个月体重下降> 10%	2 分
疾病原因导致近期禁食时间	≥ 5 天	2 分

3 微型营养评定－简表（MNA-SF）

MNA-SF 是专用于老年人的营养筛查工具。在 BMI 无法得到的情况下，可由小腿围代替。

MNA-SF 由 6 个条目构成，其信息的获取可询问患者本人、护理人员或查询相关的医疗记录。结果判定：总分 ≥ 12 分，无营养不良风险；总分 ≤ 11 分，可能存在营养不良，需要进一步进行营养状况评定，评分方法见表 3-4。

▼ 表 3-4　微型营养评定 - 简表（MNA-SF）

	筛查内容
A	既往 3 个月内，是否因食欲下降、咀嚼或吞咽等消化问题导致食物摄入减少？ 0 分，严重的食欲减退；1 分，中等程度食欲减退；2 分，无食欲减退
B	最近 3 个月内体重是否减轻？ 0 分，体重减轻超过 3 kg；1 分，不知道；2 分，体重减轻 1～3 kg；3 分，无体重下降
C	活动情况如何？ 0 分，卧床或长期坐着；1 分，能离床或椅子，但不能出门；2 分，能独立外出
D	在过去 3 个月内是否受过心理创伤或罹患急性疾病？ 0 分，是；2 分，否
E	是否有精神心理问题？ 0 分，严重痴呆或抑郁；1 分，轻度痴呆；2 分，无心理问题
F1	BMI 是多少？ 0 分，< 19 kg/m^2；1 分，19～< 21 kg/m^2；2 分，21～< 23 kg/m^2；3 分，≥ 23 kg/m^2
F2	小腿围（CC）是多少？* 0 分，< 31 cm；3 分，≥ 31 cm

* BMI 无法得到的情况下，用小腿围替代

（三）营养干预和营养治疗

通过对患者的营养状况进行评估和分析，确定问题和营养治疗目标，制定个性化的营养干预计划。在营养诊断中可能会遇到不同情况，则需要进行非药物的不同营养干预、营养支持或营养治疗方法。例如，可能出现营养不良或营养相关疾病的风险患者，可以利用上文所述营养评估工具指导计划。营养支持指通过口服、静脉注射、肠外营养等方式满足患者的营养需求，促进康复。营养干预和

营养治疗常指根据患者的营养问题和病情特点，制定个性化的营养干预计划，包括食养食疗、营养教育、生活方式优化等，以改善患者状况，促进康复。

第4章

慢性病食养食疗方案

慢性病食养食疗的目标是在平衡膳食理论的基础上，结合慢性病特征和膳食营养问题，提出针对不同慢性病的食养食疗原则和方案，包括疾病膳食营养食疗原则、食养食疗方案以及相关特色食谱举例，以有效地预防、治疗和控制慢性病的发生发展。本章重点介绍了常见慢性病以及常见的营养缺乏（病）的普适性方案，在实施时，建议咨询营养师，获得个性化方案。

一、肥胖

单纯性肥胖（图 4-1）是人体脂肪积聚过多达到危害健康程度的一种慢性代谢性疾病，2012 年被归为慢性病。单纯性肥胖不但可导致较高的过早死亡风险，还与各种 NCD 的发生发展相关，特别是 2 型糖尿病、脑卒中、冠心病、高血压、癌症、呼吸系统疾病、骨关节炎、胆结石等。

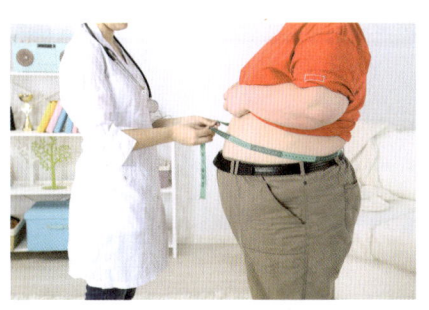

▲ 图 4-1　单纯性肥胖

健康成人的 BMI 应维持在 18.5 ~ 23.9 kg/m^2；65 岁及以上老年人的 BMI 应为 20.0 ~ 26.9 kg/m^2。判断成人超重或肥胖的常用标准为：24.0 kg/m^2 ≤ BMI < 28.0 kg/m^2 判定为超重，BMI ≥ 28.0 kg/m^2 判定为肥胖。此外，当男性腰围 ≥ 90 cm，女性腰围 ≥ 85 cm 时，可判定为成人中心型肥胖。中心型肥胖者发生慢性病的风险更高。

（一）膳食营养食疗原则

以下基本原则针对单纯性超重和肥胖。

1　控制总能量的摄入

限能量平衡膳食、限能量高蛋白膳食、限能量低脂膳食、低能量膳食以及极低能量膳食均适合超重、肥胖人群。限能量膳食的一般原则是每天总能量在 1000 ~ 1500 kcal，低能量膳食的总能量为 800 ~

1000 kcal，极低能量膳食的总能量为 450～800 kcal。这三种膳食模式可以交替应用，但低能量膳食、极低能量膳食不能长期应用，实施时间不超过 2～4 周，需要在临床医师或临床营养师的指导下应用。

2 调整三大宏量营养素比例

适量增加优质蛋白质摄入量。蛋白质提供能量可占总能量的 20%～30%；限制脂肪摄入比例，占总能量的 25% 以下，尤其减少烹调油用量；优化碳水化合物摄入量（占总能量的 45%～60%），即丰富蔬果和复杂碳水化合物的摄入，控制单糖摄入（图 4-2）。

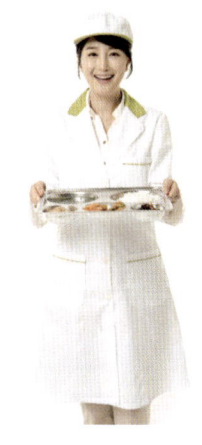

▲ 图 4-2 提供健康饮食

3 充足的膳食纤维及水分

增加叶菜及菌藻类摄入，以保证充足的膳食纤维；减重期间每天饮水量不少于 2000 ml，提倡饮用白开水和茶水；不喝或少喝含糖饮料、戒酒。

4 增加日常身体活动并定期运动锻炼

利用步行、爬楼梯等方式增加日常活动量，减少久坐时间；定期锻炼以中、低强度有氧运动为主，抗阻运动为辅。每周可进行 150～300 min 中等强度的有氧运动，30～60 min 抗阻运动，以增加肌肉量，提高基础代谢率和能量消耗。

5 定期监测

每周测量、记录体重，定期检查血糖、血脂、血尿酸等代谢指标变化，随时调整管理方案。

6 其他

对于 BMI ≥ 32.5 kg/m^2 的肥胖者，并存在 2 型糖尿病、心血管疾病、睡眠呼吸暂停综合征等肥胖相关并发症，或 BMI ≥ 35.0 kg/m^2

者，不论是否存在并发症，均需进行膳食营养与生活方式干预，以及必需的相关临床治疗和营养教育。

（二）食养食疗方案

食养食疗目标：针对个人具体情况，确定患者减重目标，一般而言，能量摄入应减少 500 kcal/d，较为理想的减重目标是在 6 个月内减少当前体重的 5%～10%，减重速度为每月减 2～4 kg。建议：成年轻度肥胖者，每月减重 0.5～1.0 kg 为宜，而成年中度以上肥胖者，每周减重 0.5～1.0 kg 为宜。

方案举例：52 岁无基础疾病的成年男性，身高 185 cm，体重 100 kg，BMI 为 29.2 kg/m^2；建议每月减轻体重 0.5～1.0 kg，根据患者体重和活动状况，拟采用限能量高蛋白膳食，确定每日能量供给 1300～1400 kcal，每日蛋白质 80～90 g，训练有素的营养师对其进行营养教育，每日运动至少 40 min，身体活动消耗应占 15% 以上。每 2 周进行体重评估及食谱调整。推荐单纯性肥胖患者使用的食谱见表 4-1。

▼ 表 4-1　单纯性肥胖患者限能量食谱举例

餐次	菜肴名称
早餐	脱脂牛奶（250 ml） 玉米面发糕（玉米面 25 g，白面粉 25 g） 水煮鸡蛋（鸡蛋 50 g，2 个蛋清） 热拌菠菜（菠菜 150 g，食用油 2 g，食盐 1 g）
加餐	西柚（200 g）
午餐	二米饭（大米 25 g，小米 25 g） 蒸山药（山药*75 g） 肉末豆腐（瘦肉 100 g，豆腐 150 g，橄榄油 5 g，食盐 1 g） 大拌菜（生菜 100 g，苦菊 50 g，黄椒 30 g，紫甘蓝 30 g，芝麻油 1 g，食盐 1 g） 决明子海带汤（决明子*10 g，干海带 2 g）
加餐	核桃（3 个）
晚餐	小米面发糕（小米面 25 g，白面粉 25 g） 清蒸鲈鱼（鲈鱼 150 g，食用油 2 g，食盐 1 g） 香菇油菜（油菜 100 g，香菇 25 g，食用油 5 g，食盐 1 g）

食物质量为可食部分的生重质量。以上食谱可提供能量约 1400 kcal、蛋白质 85 g
*为食药同源物质

（三）肥胖食药同源方

❶ 槐菊饮

原料配方：槐花5 g、菊苣根5 g、银耳6 g。

功效：槐花凉血止血，清肝泻火，能够疏肝，凉大肠热；菊苣根含有丰富的膳食纤维及多糖，能够调节肠道菌群，促进肠道吸收排泄；银耳甘、淡、平，补肺益气，养阴润燥，能辅以补虚益气。

制作方法：槐花、菊苣根、银耳三物同煮后当茶久饮。

饮用剂量：代茶饮，频服，每日2次，连续饮用5~7天。

适用于肥胖肝郁气滞者。

❷ 佛手橘皮山楂粥

原料配方：佛手10 g、橘皮5 g、山楂5 g、粳米50 g。

功效：佛手味辛、苦、酸，性温，无毒，其归肝、脾、胃、肺经，具有疏肝理气、和胃止痛、燥湿化痰等功效，常用于治疗肝气郁结、胃脘疼痛、咳嗽痰多等症。配橘皮加强理气化痰，加山楂行气散瘀，并有降脂减肥的功效。最后以粳米煮成粥，全方共奏行气散瘀兼化痰降脂之功。

制作方法：所有食材洗净，将佛手、橘皮、山楂用纱布包起，与粳米一起放入锅中；加适量清水，大火煮沸；煮沸后改为小火煲30 min。

饮用剂量：可作为主食食用，每周3~5次。

适用于肥胖气郁血瘀者。

❸ 养生糯米饭

原料配方：菊苣或菊苣根5 g，红豆、薏米、糯米各50 g，冬瓜、黄瓜各100 g。

功效：菊苣清肝利胆，健胃消食，利尿消肿，能够化浊祛湿，化积消食，同时菊苣根含有丰富的膳食纤维及多糖，能够调节肠道菌群，促进肠道吸收排泄。红豆、薏米均能利水渗湿、消肿解毒，共奏健脾祛湿之效。冬瓜、黄瓜均能健脾利水，消肿减肥。

制作方法：将红豆、薏米、菊苣或菊苣根用清水洗净，放进锅内蒸 30 min。糯米提前泡 30 min，将糯米和冬瓜洗干净，加适量水至锅内一起蒸熟。起锅后撒上黄瓜食用。

适用于肥胖脾虚湿盛者。

❹ 扁豆山药粥

原料配方：白扁豆 30 g、鲜山药 100 g、薏苡仁 30 g、粳米 30 g。

功效：扁豆山药粥取参苓白术散益气健脾除湿之意，肥胖脾虚湿盛者可常服用。其中白扁豆味甘，性微温，归脾、胃经。《本草备要》中言白扁豆"调脾暖胃，通利三焦，降浊升清，消暑除湿。能消脾胃之暑，止渴止泻，专治中宫之病"。可见白扁豆通利三焦，健脾化湿之效。山药益气养阴，补脾肺肾。薏苡仁甘淡凉之品，利水渗湿，健脾止泻。配合粳米补气健脾。

制作方法：将鲜山药去皮、洗净，切片备用；将白扁豆洗净，清水浸泡 2 h；将薏苡仁、粳米洗净，加入鲜山药、白扁豆，一同煮粥，煮至米、豆熟烂即可。

饮用剂量：可作为主食食用，每周 3 ~ 5 次。

适用于肥胖脾虚湿者，但不适用于高血糖人群。

❺ 芦根饮

原料配方：鲜芦根 100 g 或干品 50 g。

功效：芦根，甘寒之品，归肺、胃经，具有清热泻火、生津止渴、除烦、止呕、利尿的功效。芦根煮水代茶饮，能清解胃热火郁。

制作方法：芦根洗净，煮水 10 ~ 15 min。干品可煮 20 min。

饮用剂量：代茶饮，频服，每日 2 次，连续饮用 5 ~ 7 天。

适用于肥胖胃热火郁者。

❻ 荷叶山楂茶

原料配方：荷叶 9 g、山楂 9 g、橘皮 9 g、莱菔子 9 g。

功效：荷叶，味苦，性平，归肝、脾、胃经，具有清暑化湿、升发清阳、凉血等功效。山楂，味酸、甘，性微温，归脾、胃、肝经，能消食化积、行气散瘀、化浊降脂。橘皮，理气调中，燥湿化痰。加莱菔子降气化痰。四药合用，肥胖痰湿内盛者，气得行，痰湿得化。

制作方法：将荷叶、山楂、橘皮、莱菔子洗净混合，沸水冲泡。
饮用剂量：每日代茶饮用不拘时，3个月为1个疗程。
适用于肥胖痰湿内盛者。

二、高血压

高血压是指体循环动脉收缩期和（或）舒张期血压持续增高，当收缩压≥140 mmHg和（或）舒张压≥90 mmHg即可诊断为高血压。高血压是脑血管病和冠心病的风险因素，可并发心、脑、肾等主要器官和血管的病变，高血压晚期可并发心绞痛、肾功能减退、脑卒中等疾病，严重时危及生命。高血压患者除了按时药物治疗外，合理膳食、高质量睡眠、适当运动、良好情绪等均十分必要，尤其是合理膳食（即食养食疗策略）是高血压治疗的基础，贯穿于高血压治疗的始终。大量流行病学研究结果表明，以限制钠摄入为核心的膳食可使高血压患者血压降低5~20 mmHg，表明食养食疗在高血压防治过程中至关重要。

（一）膳食营养食疗原则

高血压多因体型肥胖、高钠饮食和过量饮酒引起，膳食营养食疗原则如下。

1 维持正常体重

践行合理膳食，尽量减少摄入富含油脂和游离糖的食品；能量适宜，食物多样，适量运动。超重及肥胖者应参考相应的减重食养食疗方案使体重逐渐达到正常水平。

② 减少钠盐摄入

每人每日食盐平均摄入量控制在 3 ~ 5 g。减少含盐（钠）量比较高的调味品和腌制品的摄入，如减少酱油、味精、咸菜、咸鱼、咸肉、酱菜等摄入，以及减少罐头、快餐食品、方便食品、熟食品等含盐量高的加工食品的摄入。

③ 推荐高钾膳食

膳食钾可以对抗钠盐所引起的不利作用；高血压的饮食原则是低钠高钾。

④ 充足的维生素和膳食纤维

推荐每日摄入不少于 500 g 的蔬菜、200 ~ 350 g 水果。

⑤ 限制饮酒或不饮酒

尽量不饮酒，如饮酒，成年男性和成年女性每日酒精摄入量均不应超过 15 g。

⑥ 适量身体活动

每天不少于 40 ~ 60 min 的中等强度身体活动或 6000 步以上的运动量。每周累计 4 ~ 7 天，每天累计 30 ~ 60 min 中等强度身体活动。避免长期久坐不动。

（二）食养食疗方案

食养食疗目标：保持适宜体重，降低钠的摄入量，提高钾的摄入量。低钠膳食要求每日钠摄入量不超过 2000 mg，钾摄入量每天不少于 3000 mg，营养素丰富齐全。运动消耗不少于全天摄入能量的 10% ~ 20%。

方案举例：体重正常的成年男性，患有高血压（在规律用药的前提下，血压维持在 136/88 mmHg），每日能量摄入可按 25 ~ 30 kcal/kg 计算。若每日摄入能量需求为 1600 ~ 2000 kcal，钠盐摄入 3 ~ 5 g，钾摄入 3500 ~ 4000 mg，采用主副食搭配的食养食疗方案。推荐高血压患者使用的低钠食谱见表 4-2。

▼ 表 4-2　高血压患者低钠食谱举例

餐次	菜肴名称
早餐	馒头（标准粉 50 g） 水煮鸡蛋（鸡蛋 50 g） 脱脂牛奶（250 ml） 白干柿椒丝（白干 15 g，柿子椒 50 g）
加餐	苹果（100 g）
中餐	蒸米饭（大米 75 g） 清蒸草鱼（草鱼肉 80 g） 素炒竹笋杏鲍菇（竹笋 100 g，杏鲍菇 80 g） 拌海带胡萝卜丝（海带 30 g，胡萝卜 25 g） 西红柿紫菜汤（紫菜 2 g，西红柿 25 g）
加餐	橙子（100 g）
晚餐	馒头（标准粉 50 g） 大米燕麦粥（大米 15 g，燕麦 20 g） 肉片炒佛手瓜木耳（瘦猪肉 50 g，佛手瓜 50 g，木耳 2 g） 素炒丝瓜（丝瓜 150 g） 凉拌洋葱（洋葱 100 g）

油、盐全天总用量：植物油 20 g，盐不超过 3 g

（三）高血压食药同源方

1　菊苣决明饮

原料配方：决明子 6 g、菊苣 5 g。

功效：中医认为高血压的主要病机以肝肾阴虚、肝阳上扰、肝火上炎为多见，决明子清肝，明目，利水，通便；菊苣清肝利胆，健胃消食，利尿消肿，两药均入肝经，共同发挥降血压的功效。

制作方法：决明子、菊苣放入锅中用小火炒香后盛出放入茶杯，倒入烧开的沸水闷泡 10 ~ 15 min 即可饮用。

适用于高血压或高血压伴便秘患者。

❷ 芹菜降压汤

原料配方：芹菜根 100 g、大枣 50 g、西瓜皮 120 g、枸杞 5 g、水 1000 ml。

功效：芹菜，性凉，味甘辛，无毒，可清热除烦，平肝，利水消肿，凉血止血；主治高血压，头痛头晕，暴热烦渴，水肿，小便热涩不利。大枣有益气健脾和胃，润心肺，缓阴血，生津液，悦颜色，通九窍，助十二经及药之功效。

制作方法：将原料洗净放入砂锅内加水，用中火烧开，改为文火煮 30 min，以汤饮食。

饮用剂量：高血压患者每周 3 ~ 4 次，每次 200 ~ 300 ml；健康人保养血脂每周 1 次，每次 150 ~ 200 ml。

适用于老年高血压肝阳上亢者。

三、血脂异常

血脂异常俗称高脂血症，通常指血清中总胆固醇和（或）甘油三酯水平异常升高。从临床角度将血脂异常分为高胆固醇血症、高甘油三酯血症、混合型高脂血症等。根据空腹静脉血清检测指标来判定：总胆固醇 ≥ 5.2 mmol/L 即为高胆固醇血症；甘油三酯 ≥ 1.7 mmol/L 即为高甘油三酯血症；总胆固醇 ≥ 5.2 mmol/L 且甘油三酯 > 1.7 mmol/L 即为混合型高脂血症。

血脂异常是高血压、糖尿病、冠心病、脑卒中的重要风险因素，长期患血脂异常可导致动脉粥样硬化，增加心血管疾病的发病率和死亡率。血脂异常与不合理膳食密切相关，如过量的饱和脂肪酸或反式脂肪酸摄入。健康生活方式干预是全球公认的血脂异常防治策略，营养教育应贯穿整个干预过程，以促进患者主动健康、改变膳食、运动等行为，加速康复。

（一）膳食营养食疗原则

1 高甘油三酯血症

膳食营养合理搭配，要控制脂肪、碳水化合物的摄入量。少吃肉类和油脂含量高的食物，多吃蔬菜、水果、豆类、坚果、全谷物、鱼等。保持日常运动。

2 高胆固醇血症

减少饱和脂肪摄入量，使其供能低于总能量的 7%，每日胆固醇摄入量应少于 200 mg。少吃富含胆固醇的食物，如动物脑和动物内脏。多吃蔬菜、水果和富含膳食纤维的食物。保持日常运动。

3 混合型高脂血症

应综合考虑高甘油三酯血症和高胆固醇血症的食养治疗原则，积极控制脂类、胆固醇摄入量。在生活中要注意不吃动物内脏，少摄入饱和脂肪酸，少摄入食用油。多吃蔬菜、水果、杂粮、豆制品。

血脂异常人群生活作息应规律，保持乐观、愉快的情绪，适当增加运动，劳逸结合，睡眠充足，戒烟限酒，培养健康生活习惯。

（二）食养食疗方案

食养食疗目标：根据血脂异常人群年龄、性别、体质、生活习惯、职业等不同特点，辨别不同证型，综合考虑膳食搭配的原则，给予个性化食养食疗方案，以达到精准施膳的目的。通过营养干预，有效控制血脂异常，辅助临床药物治疗，避免发生营养不良。

方案举例：50 岁成年男性，身高 175 cm，体重 80 kg，患有高胆固醇血症（血清总胆固醇 6.8 mmol/L）。按每日 25 kcal/kg（理想体重）计算，每日总能量需求为 1750 kcal（25 kcal/kg× 标准体重 70 kg），脂肪摄入量 60 g，蛋白质摄入量 65 g，碳水化合物摄入量 220 g，胆固醇摄入量 200 mg。推荐血脂异常患者使用的低胆固醇食谱见表 4-3。

▼ 表 4-3　血脂异常患者低胆固醇食谱举例

餐次	菜肴名称
早餐	全麦馒头（全麦面粉 30 g，高筋面粉 30 g） 水煮鸡蛋（鸡蛋 50 g） 脱脂牛奶（200 ml） 水煮芹菜拌百合（干百合 15 g，芹菜 50 g）
加餐	苹果（100 g）
中餐	双色米（大米 30 g，紫米 30 g） 清蒸鲈鱼（鱼肉 50 g） 韭菜炒豆腐皮（韭菜 50 g，豆腐皮 30 g） 彩椒丝炒生菜（彩椒 50 g，生菜 300 g） 番茄菌菇汤（西红柿 50 g，白玉菇、金针菇、香菇共 50 g）
加餐	柚子（100 g）
晚餐	蒸鲜玉米（玉米 80 g） 蒸山药（山药 40 g） 莲子菊花粥（菊花 1～2 g，糯米 30 g，莲子 30 g） 肉片青笋木耳（瘦猪肉 30 g，青笋 50 g，木耳 2 g） 素炒冬瓜（冬瓜 200 g） 木耳拌菠菜（水发木耳 100 g，菠菜 300 g）

油、盐全天总用量：植物油 20 g，盐 3～5 g。以上食谱提供饱和脂肪不超过 5 g，胆固醇不超过 200 mg

（三）血脂异常食药同源方

1. 菊苓泽米粥

原料配方：菊苣 5 g、茯苓 15 g、泽泻 5 g、粳米 50 g。

功效：菊苣、茯苓健脾祛湿化浊，调节血脂。泽泻利水渗湿，泻热通淋，清泻肾火，治疗小便不利，水肿胀满。

制作方法：将菊苣、茯苓、泽泻洗净，煎汁去渣，加入粳米煮粥即可。

饮用剂量：每日 1 次，早餐温服。

适用于血脂异常痰湿内阻者。

② 荷菊饮

原料配方：荷叶、菊苣各 5 g，薏苡仁 30 g。

功效：荷叶清香升散，具有消暑利湿、健脾升阳、散瘀止血的功效，用于暑热烦渴、暑湿泄泻、脾虚泄泻；菊苣清肝利胆，健胃消食，利尿消肿，用于湿浊内阻、小便不利、水肿等；薏苡仁味甘、淡，健脾，补肺，清热，利湿。

制作方法：将荷叶、菊苣、薏苡仁洗净，加水共煮汤，取汁。

饮用剂量：每日 1 剂，代茶饮。

适用于血脂异常乏力倦怠者。

③ 三鲜饮

原料配方：鲜山楂 60 g、鲜白萝卜 30 g、鲜橘皮 6 g、冰糖少量。

功效：《本草述钩元》记载山楂"健脾胃，消饮食，善去腥膻油腻之积，行结气，并积聚痰饮，痞满吞酸，滞血痛胀"。可见山楂消食化积之力强，但山楂亦擅长活血祛瘀，化浊降脂，故能软化血管，适用于血脂异常。白萝卜味辛，入肺、胃两经，擅长下气消食。橘皮理气调中，燥湿化痰。

制作方法：取水 700 ml 同山楂、白萝卜、橘皮一起放入锅中；用文火煮，煮沸后取汁约 500 ml；加入少量冰糖即成，不加冰糖亦可。

饮用剂量：每日代茶饮。

适用于血脂异常湿浊内阻者。

④ 山楂决明子茶

原料配方：决明子 6 g、生山楂 8 g、佛手 3 g、玫瑰花 2 g。

功效：生山楂行气散瘀降脂，决明子清肝明目、润肠通便，决明子搭配山楂，能帮助肠胃蠕动，有减肥、排毒以及"降三高"的作用。佛手疏肝理气并化痰燥湿。玫瑰花行气解郁和血。

制作方法：水煎或泡茶。

饮用剂量：分多次饮用，每日 1 剂，可以连服 1～3 个月。

适用于血脂异常痰湿兼淤血者。

5. 山楂黄精粥

原料配方：山楂 15 g、黄芪 10 g、黄精 15 g、粳米 100 g。

功效：山楂消食健胃，行气散瘀降脂。黄芪是"补气之长"，味甘，性微温，归脾、肺经，尤其擅长补脾肺气，升阳举陷，益卫固表。黄精，味甘，性平，归脾、肺、肾经，具有补气养阴、健脾、润肺、补肾的功效。《本草纲目》记载"黄精补诸虚，填精髓，平补气血而润"，现代多用于辅助治疗血脂异常、糖尿病、冠心病等病症。配合粳米健脾益气。

制作方法：山楂、黄精、黄芪洗净，煎取浓汁后去渣；加入粳米，煮粥；粥熟时加入少许盐或者糖调味即可。

饮用剂量：可作早晚餐或点心服食，每日 1 次。

适用于血脂异常痰湿兼气虚血瘀者。

6. 杞菊饮

原料配方：枸杞子 6 g、菊花 6 g、炒决明子 9 g、绿茶 3 g。

功效：枸杞配菊花有补益肝肾、滋阴明目、清肝火的作用，常用于治疗肝肾阴虚火旺证。加决明子加强清肝明目效果。研究表明，绿茶亦可显著降低血液中总胆固醇和低密度脂蛋白的水平，可轻度降低甘油三酯的水平。四者均具有一定的降脂功效，全方共奏滋补肝肾、泻火调脂之功。

制作方法：加入适量水，煮开。

饮用剂量：每日分多次代茶饮用，可以连服 1～3 个月。

适用于血脂异常痰湿兼肝肾不足者。

四、糖尿病

糖尿病（图 4-3）是由胰岛素分泌和（或）作用不足引起的以持续高血糖为主要特点的全身性代谢紊乱性疾病，空腹血糖 ≥ 7 mmol/L 或餐后 2 h 血糖 ≥ 11.1 mmol/L 可诊断为糖尿病。糖尿

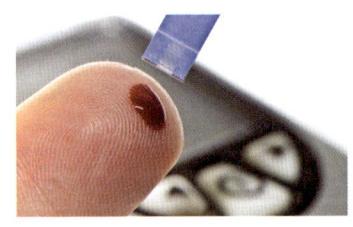

▲ 图4-3 指尖血快速测血糖

病不仅血糖异常升高，还可引起多系统损害，导致眼、肾、神经系统、心脏、血管等组织器官慢性进行性病变、功能减退及衰竭；其风险因素多与不合理膳食相关，包括长期高糖、高脂、高能量膳食等。

食养食疗是糖尿病防治的基础和核心。糖尿病患者采用科学合理的食养食疗策略，可减轻胰岛负担，使血糖、血脂达到或接近正常值。维持正常的体重，改善胰岛素受体对胰岛素的敏感性有重要意义。2型糖尿病伴有肥胖患者或老年糖尿病患者可以把食养食疗作为主要的治疗方法，可改善高血糖、脂质代谢紊乱和高血压，能达到有效控制病情的目的，血糖控制不佳时再采用口服降糖药。1型糖尿病及重症患者应在胰岛素等药物治疗的基础上，积极控制饮食，才能使血糖得到有效控制并防止病情恶化。

（一）膳食营养食疗原则

❶ 食物多样，养成合理膳食习惯

遵循平衡膳食的原则，调整食物比例，适量增加蔬菜、水果、奶、豆类食物摄入，肉类摄入适当，保证各种营养素摄入充足。

❷ 控制超重肥胖，预防消瘦

能量适宜，推荐糖尿病患者宏量营养素摄入占总能量比分别为：蛋白质15%～20%、碳水化合物45%～60%、脂肪20%～35%。切忌暴饮暴食及过度节食。

❸ 主食定量，优选全谷物和低血糖指数（glycemic index，GI）食物

选择低GI食物有利于控制餐后血糖，在选择主食或谷物类食物时，可参考我国常见食物的血糖生成指数表。主食定量，其中全谷物和杂豆类等低GI食物应占主食的1/3以上。

4 **积极活动身体，改善体质和胰岛素敏感性**

糖尿病患者可在餐后运动，每周至少5天（次），每次30~45 min，中等强度运动要占50%以上，循序渐进，持之以恒。

5 **清淡饮食，限制饮酒，预防和延缓并发症**

清淡饮食，控制油、盐、糖用量，限制饮酒，对维持血糖稳定、防治糖尿病并发症的发生发展有重要意义。

6 **规律进餐，合理加餐，促进餐后血糖稳定**

一日三餐及加餐的时间相对固定，定时定量进餐，可避免过度饥饿引起的饱食中枢反应迟钝而导致的进食过量。

7 **自我管理，定期营养咨询**

糖尿病患者应将营养配餐、合理烹饪、运动管理和血糖监测作为基本技能。把自我行为管理、低血糖预防处理融入到日常生活中。

8 **其他注意事项**

根据糖尿病前期人群的风险分层，初诊期血糖略高的低风险者先实施食养食疗干预，若6个月后未达到预期干预目标，可考虑启动药物干预；高风险和极高风险者可考虑在食养食疗干预的同时启动药物干预，并及时转入糖尿病教育计划，该营养教育应由训练有素的营养师提供。

（二）食养食疗方案

食养食疗目标：坚持采用食养食疗的管理策略，控制总能量，膳食营养均衡，满足患者对营养素的需求；主食适量，保持基本体重目标，以维持血糖稳定，预防和延缓糖尿病并发症发生、减少临床用药期间发生营养不良、低血糖等症状，改善患者生活质量。

方案举例：成年男性，BMI在正常范围内，从事轻体力工作的糖尿病患者，经过计算，每日总能量需求为 1600 kcal，主副食合理搭配。推荐糖尿病患者使用的食谱见表 4-4。

▼ 表 4-4　糖尿病患者食谱举例

餐次	菜肴名称
早餐	全麦馒头（小麦粉 25 g，全麦面粉 25 g） 水煮蛋（鸡蛋 50 g） 酸奶（150 ml） 温拌紫甘蓝（紫甘蓝 100 g，香菜 10 g，白玉菇 20 g，橄榄油 5 g）
加餐	柚子（100 g） 坚果（腰果 10 g）
中餐	黑芝麻花卷（全麦面粉 70 g，黑芝麻 5 g） 鸡肉玉米蒸丸子（鸡胸肉 30 g，鲜玉米粒 10 g，虾仁 10 g，花生油 4 g） 蒜蓉炒油麦菜（油麦菜 100 g，胡萝卜 25 g，蒜 20 g，食用油 2 g） 西红柿蛋花汤（西红柿 60 g，鸡蛋 20 g，食用油 2 g）
加餐	牛奶（150 g）
晚餐	红豆米饭（大米 35 g，红小豆 35 g） 香煎三文鱼（三文鱼 70 g，植物油 2 g） 韭菜豆芽炒香干（韭菜 40 g，绿豆芽 40 g，香干 30 g，花生油 2 g） 青椒炒杏鲍菇（彩椒 40 g，杏鲍菇 40 g，食用油 2 g） 素罗宋汤（马铃薯 20 g，胡萝卜 20 g，洋葱 10 g，西红柿 20 g，粉丝 10 g，食用油 2 g）

油、盐全天总用量：植物油 25 g，盐不超过 6 g

（三）2 型糖尿病食药同源方

1　玉粉菊杞蛋

原料配方：玉竹 6 g，天花粉、枸杞、菊苣各 5 g，鸡蛋若干，适量矿泉水。

功效：玉竹性味甘，微寒，归肺、胃经。养阴润燥，生津止渴，用于肺胃阴伤，咽干口燥，内热消渴，天花粉土治热病口渴、消渴多饮；菊苣清肝利胆，健胃消食，利尿消肿，能够去浊化湿；枸杞甘、平，治疗肝肾阴亏，虚劳咳嗽，消渴等。

制作方法：将玉竹、天花粉、枸杞、菊苣洗净放入砂锅中，煎水，沥出，打入鸡蛋，蒸 10 min。

食用剂量：每日 50 g，连服 1～3 个月。

适用糖尿病阴虚阳亢证。

❷ 百苣归芪鸡

原料配方：百合、菊苣、当归、黄芪各 6 g，母鸡 1 只。

功效：百合养阴润肺，清心安神，菊苣清肝利胆，健胃消食，利尿消肿，能够化浊祛湿。黄芪当归这一组合出自李东垣的当归补血汤，两者合用能够补气生血，使气旺血生，虚热自止。

制作方法：百合、菊苣、当归、黄芪洗净，母鸡剁大块，一起放入砂锅加水焯煮，去浮沫，炖至肉熟。

饮用剂量：每次饮汤 200～300 ml，每周 1 次，可长期服用，但在感冒、上火等情况时可暂停。

适用糖尿病气阴两虚证。

❸ 西洋参枸杞茶

原料配方：西洋参片 10 g、枸杞 15 g。

功效：西洋参甘、微苦，性凉，归心、肺、肾经，具有清热生津，气阴双补的功效，是气虚燥热者的凉补佳品。《本草纲目》中记载，枸杞能补肝肾，明目，强筋骨，益精气，除烦渴。因此，常饮用西洋参枸杞茶，能益气养阴，清热补虚。

制作方法：将洗净的西洋参片和枸杞放入炖杯内，加清水 200 ml，用中火烧沸，再用文火煎煮 10 min 即成。也可以开水泡服，代茶饮用。

饮用剂量：每日代茶饮用不拘时，3 个月为 1 个疗程。

适应于糖尿病气阴两虚者。

④ 枸杞粥

原料配方：干山药片 30 g 或鲜山药 150 g、枸杞 15 g、粳米 100 g。

功效：山药性平，味甘，在益气养阴、补脾肺肾、降低血糖等方面有较佳的效果。枸杞，甘平之品，《神农本草经》中记载"久服能坚筋骨、耐寒暑，轻身不老，乃中药中之上品"，能滋补肝肾、益精明目。配合粳米补气健脾，益气血生化之源以滋肝肾之阴，并除烦渴。

制作方法：将干山药片或鲜山药，洗净切片，与洗净的枸杞、粳米同煮粥。

饮用剂量：可作为主食食用，每周 3～5 次。

适用于糖尿病属肝肾阴虚者。

⑤ 葛根百合粥

原料配方：百合 20 g、葛根 30 g、粳米 100 g。

功效：葛根味甘、辛，性凉，归肺、脾、胃经，具有清热生津止渴等功效，可鼓舞胃气上行生津，常用于热病烦渴、内热消渴。百合甘，微寒，归心、肺经，乃养阴润肺、清心安神之佳品。以葛根、百合入粳米煮粥，共奏清心润肺，滋阴止渴之功。

制作方法：把百合洗净，葛根切片，粳米淘洗干净；葛根放入锅内，加水 500 ml，煎煮 30 min；去葛根，放入粳米、百合武火烧沸，再用文火煮 30 min 即成。

饮用剂量：每周 3～4 次，每次食粥 50 g，持续 1～2 个月。

适用糖尿病阴虚肺燥者。

五、心血管疾病

心血管疾病（CVD）是一系列涉及循环系统（心脏和血管）的疾病，常指由于血脂异常、血液黏稠、动脉粥样硬化、高血压等导致的心脏、大脑及全身组织发生的缺血性或出血性疾病。其病因主要有 4 个方面：①动脉粥样硬化、高血压性小动脉硬化、动脉炎等血管性因素；②高血压等血流动力学因素；③血脂异常、糖尿病等血液流变学异常；④白血病、贫血、血小板增多等血液成分因素。《中国心血管健康与疾病报告 2023》显示，CVD 的发生发展与不合理饮食等不健康的生活方式密切相关，严重威胁我国人民生命和健康。心血管疾病的预防重于治疗，改变不健康的生活方式、合理营养膳食是降低其发病风险的重要措施。

（一）膳食营养食疗原则

证据表明，在心血管疾病发生之前，通过调整血压、血脂异常和糖尿病等风险因素可以有效延缓或避免心血管事件的发生。食物多样化和平衡膳食可维护心血管健康。心血管疾病的食养食疗建议如下。

1 控制总能量，维持健康体重

成年人 BMI 应维持在 18.5 ~ 24 kg/m^2；成年男性腰围 < 90 cm，成年女性腰围 < 85 cm。合理选择主食，提倡粗细粮搭配，粗粮可选燕麦、荞麦、玉米、小米、紫米、高粱米等，推荐碳水化合物供能比为 50% ~ 55%。尽量少吃纯糖食物及其制品，如糖果、甜点及碳酸饮料。

2 避免饱和、反式脂肪及限制过量胆固醇摄入

饱和脂肪和胆固醇主要来源于动物性食物，如动物脑、鱼子、蟹黄、蚌、螺蛳、鱿鱼、墨鱼等，应减少这类食物的摄入。肉类尽量选择瘦肉，去肥肉、去皮。建议每周吃 2 次水产品。奶类可选低脂或脱脂的牛奶或酸奶。

3 多吃新鲜蔬菜，适量摄入水果

补充丰富的维生素、矿物质，每天蔬菜摄入量不少于 500 g，水果不超过 350 g。

④ 常吃豆制品

可用豆制品代替部分肉类食物，以增加和保证优质蛋白质的摄入量。经常吃各种豆类食物可以起到预防冠状动脉粥样硬化和冠心病的作用。

⑤ 减少食物中盐的摄入，鼓励含钾食物的摄入

每人每天盐的摄入量控制在 3 ~ 5 g。咸菜、豆酱、香肠、腌肉等食物应少吃或不吃。

⑥ 脑卒中患者吞咽困难，应提供易食食品

食物加工细软，如土豆泥、果泥等，可便于其咀嚼和吞咽。若患者饮水呛咳，可以在稀液体食品（果汁、牛奶等）内加入适量的增稠剂以增加食物黏稠度，减缓液体流动速度，进而减少误吸风险。

（二）食养食疗方案

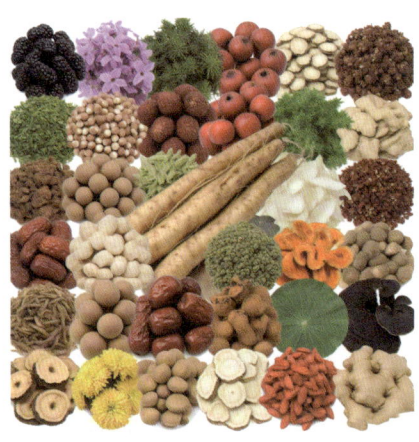

▲ 图 4-4 食疗物质

食养食疗目标：心血管疾病患者食养食疗的目标是通过调整饮食习惯，适当选食食药同源物质（图 4-4），维持血压、血脂及血糖等代谢指标的稳定，降低心血管疾病风险因素，防止并发症；对临床用药期间引发的营养不良具有辅助改善作用，提高患者的生活质量。

方案举例：52 岁中年男性，身高 172 cm，体重 69 kg，患有冠心病，每日能量摄入可按 25 ~ 30 kcal/kg（理想体重）计算。每日推荐摄入能量为 1600 ~ 2000 kcal，钠摄入量 3 ~ 5 g；每日摄入大米、小麦、玉米、马铃薯等谷薯类食物 250 ~ 400 g（其中全谷物和杂豆类 50 ~ 150 g、薯类 50 ~ 100 g）；蔬菜 500 ~ 600 g，水果 200 g；鱼、禽、蛋、瘦畜肉 120 ~ 200 g（其中蛋类 40 ~ 50 g，相当于 1 个鸡蛋），奶类 300 g；主副食合理搭配。推荐心血管疾病患者使用的食谱见表 4-5。

▼ 表 4-5　心血管疾病患者食谱举例

餐次	菜肴名称
早餐	全麦面包（全麦面粉 20 g，高筋面粉 40 g） 煮鸡蛋（鸡蛋 50 g） 脱脂牛奶（300 ml） 腐竹拌油麦菜（腐竹 35 g，油麦菜 50 g）
中餐	荞麦面条（荞麦粉 40 g，高筋面粉 40 g） 豆干肉丝（豆干 20 g，胡萝卜 30 g，瘦肉 70 g） 香菇木耳炒芹菜（香菇 20 g，干木耳 15 g，芹菜 200 g） 海带木耳汤（海带 30 g，干木耳 5 g） 油（10 g）
加餐	橙子（200 g）
晚餐	蒸山药（山药 100 g） 芦笋炒香菇（芦笋 100 g，香菇 50 g） 洋葱西红柿烩牛肉（洋葱 20 g，牛肉 80 g，土豆 50 g，西红柿 100 g） 山楂小米粥（山楂 3 g，大枣 3 g，小米 30 g） 甜杏仁（10 g） 油（10 g）

油、盐全天总用量：油 20 g（可选用大豆油、花生油、葵花籽油、橄榄油、亚麻籽油），盐 3 g

六、高尿酸血症和痛风

高尿酸血症是嘌呤代谢紊乱引起的代谢性疾病。正常膳食状态下，非同日 2 次检测空腹血尿酸水平 > 420 μmol/L，即可诊断为高尿酸血症。痛风属于代谢性疾病，以高尿酸血症和尿酸盐晶体的沉淀和组织沉积为特征，导致炎症和组织损伤。尿酸盐晶体沉积于关节、软组织和肾，可引起关节炎、肾损害等，临床主要表现为反复发作的急性关节炎。科学证据表明，合理搭配膳食，减少高嘌呤膳食摄入，保持健康体重，有助于预防高尿酸血症和痛风发作，改善生活质量。

（一）膳食营养食疗原则

基于现代营养学、中医学、内科学理论以及最新的研究证据，对高尿酸血症和痛风患者提出以下5条食养推荐原则。

1 限制嘌呤摄入

在有症状期患者中严格实施低嘌呤饮食，每日嘌呤摄入量不超过150 mg；无症状期患者可适当控制食物摄入的总嘌呤量，可选择嘌呤量低于150 mg/100 g的食物，禁用高嘌呤食物，具体食物选择可参考表4-6。

▼ 表4-6 常见食物按嘌呤含量分类

嘌呤含量（mg/100 g）	分类[a]	食物举例
150～1000	第一类（高嘌呤）	肝、肾、黄豆、黑豆；海苔、紫菜（干）；泥鳅鱼、海鲈鱼、黑鱼、鲫鱼、凤尾鱼等
75～150	第二类（较高嘌呤）	牛肉、猪肉、羊肉；兔、鸭、鹅；鲤鱼、大比目鱼、鳗鱼；肉汤等
30～75	第三类（较低嘌呤）	大米、燕麦、荞麦；麦片、麦麸面包；豆角、菜花、香菇（鲜）、金针菇（鲜）、口蘑（鲜）等
<30	第四类（低嘌呤）	马铃薯、木薯、水果、竹笋、莴笋；蛋类、奶、奶酪、豆浆（≤10%）等

[a] 来源：杨月欣，葛可佑. 中国营养科学全书. 2版. 北京：人民卫生出版社，2019.

2 限制高果糖食物摄入

果糖可诱发代谢异常，并引起胰岛素抵抗，具有潜在诱发尿酸水平升高的作用，应限制摄入果糖含量较高的食品，如含糖饮料、鲜榨果汁、果葡糖浆、果脯蜜饯等。

③ 蔬菜和低脂奶类摄入充足

新鲜蔬菜中的营养物质和植物化学物质在降低血尿酸水平方面具有一定作用,有助于改善高尿酸血症,降低痛风发作风险。建议每天多吃新鲜蔬菜,推荐每天摄入不少于 500 g 蔬菜,深色蔬菜(如紫甘蓝、胡萝卜)应当占一半以上。乳蛋白可以促进尿酸排泄,鼓励每日摄入 300 ml 以上奶类及奶制品。

④ 足量饮水,限制饮酒,避免生冷食物

定时、规律饮水可促进尿酸排泄。高尿酸血症与痛风人群,每日建议饮水 2000 ~ 3000 ml。尽量维持每日尿量大于 2000 ml。优先选用白水,也可饮用柠檬水、淡茶、无糖咖啡及苏打水,但应避免过量饮用浓茶、浓咖啡等,避免饮用生冷饮品。饮酒会增加高尿酸血症与痛风的风险。因此,有症状期患者不应饮酒,无症状期患者则需限制饮酒。常食用生冷食品(如冰激凌、生冷海鲜等)容易损伤脾胃功能,还会导致尿酸盐晶体析出增加,诱使痛风发作,故痛风患者应少吃生冷食品。

⑤ 吃动平衡,保持健康体重

健康膳食模式,适当运动,以及对于超重或肥胖患者进行体重管理均有利于控制高尿酸血症和痛风。高尿酸血症和痛风患者应采取健康生活方式,吃动平衡,保持健康体重。

(二)食养食疗方案

食养食疗目标:降低嘌呤摄入量,增加水的摄入量,保持健康体重。低嘌呤膳食要求每日嘌呤摄入不超过 150 mg,水摄入至少 2000 ~ 3000 ml,营养素齐全丰富。

方案举例:50 岁成年男性,身高 165 cm,体重 65 kg,患有高尿酸血症和痛风,按照有症状期和无症状期分别设计带量食谱。在实际情况中,患者可寻求临床和注册营养师或医师进行指导。可根据个体的身高、体重、体力活动以及疾病状态计算并调整,此例

按照 25 kcal/kg（理想体重）计算能量，该患者每日总能量需求约为 1500 kcal，嘌呤限制在 150 mg 以内。推荐高尿酸血症和痛风患者使用的食谱见表 4-7。

▼ 表 4-7 高尿酸血症和痛风患者食谱举例

餐次	菜肴名称
有症状期（急性痛风性关节炎期及慢性痛风性关节炎期）	
早餐	素包子（油菜 50 g，胡萝卜 20 g，面粉 50 g） 煮鸡蛋（鸡蛋 50 g） 脱脂牛奶（300 ml） 凉拌黄瓜（黄瓜 50 g）
茶饮	菊花枸杞菊苣薏苡仁茶（菊花 3 g，枸杞子 3 g，菊苣 3 g，薏苡仁 6 g）
中餐	玉米饭（玉米 20 g，大米 60 g） 萝卜丝拌海蜇皮（白萝卜 100 g，海蜇皮 50 g） 蒜蓉茼蒿（茼蒿 100 g） 丝瓜枸杞豆腐汤（丝瓜 70 g，豆腐 30 g，枸杞子 3 g）
加餐	樱桃（200 g）
晚餐	二米饭（大米 40 g，小米 20 g） 爆炒圆白菜（圆白菜 100 g） 芹菜炒腰果（腰果 25 g，芹菜 50 g） 西红柿鸡蛋汤（西红柿 50 g，鸡蛋 30 g）
无症状期（高尿酸血症期与痛风间歇期）	
早餐	素包子（荠菜 40 g，粉丝 20 g，面粉 40 g） 煮鸡蛋（鸡蛋 50 g） 脱脂牛奶（300 ml） 凉拌土豆丝（土豆 50 g）
茶饮	桑叶葛根薏苡仁茶（桑叶 3 g，葛根 6 g，薏苡仁 6 g）
中餐	蔬菜面（面条 90 g，菜心 50 g） 芹菜炒豆腐（西芹 100 g，豆腐 50 g） 清炒油麦菜（油麦菜 150 g）
加餐	樱桃（200 g）

续表

餐次	菜肴名称
晚餐	二米饭（大米 50 g，小米 10 g，薏苡仁 9 g） 胡萝卜拌笋丝（笋丝 100 g，胡萝卜丝 20 g） 蒜蓉茼蒿（茼蒿 100 g，蒜 20 g） 黄豆芽猪血汤（黄豆芽 50 g，猪血 30 g，荠菜 30 g）

油、盐全天总用量：植物油 25 g，盐 3 g。有症状期食谱可提供能量 1499 kcal、蛋白质 59 g、碳水化合物 201 g、脂肪 51 g、钠 1997 mg、嘌呤 149 mg；宏量营养素占总能量比为：蛋白质 16%、碳水化合物 53%、脂肪 31%。无症状期食谱可提供能量 1486 kcal、蛋白质 59 g、碳水化合物 229 g、脂肪 37 g、钠 2209 mg、嘌呤 150 mg；宏量营养素占总能量比为：蛋白质 17%、碳水化合物 60%、脂肪 23%

（三）高尿酸血症食药同源方

1 菊苣百玉汤

原料配方：菊苣 5 g、茯苓 15 g、百合 10 g、玉米须 10 g。

功效：菊苣、茯苓同用发挥健脾祛湿化浊、通利关节之功；玉米须味甘淡，性平，利尿消肿，泄热，平肝利胆，对于水肿及脚气具有一定疗效，可以降低血清尿酸水平；百合养阴润肺，清心安神。

制作方法：将菊苣、茯苓、玉米须入砂锅水煎后取汁，加入百合，可再加入适量水，文火微沸 30 min。

饮用剂量：建议每次 200～300 ml，每周 3～4 次，持续 1～2 个月，观察效果后根据情况调整。

适用于高尿酸血症脾虚痰湿者。

2 苍苣普洱茶

原料配方：苍术 5 g、菊苣根 5 g、熟普洱茶适量。

功效：苍术燥湿健脾，祛风散寒，明目，用于湿盛困脾，倦怠嗜卧；菊苣根清肝利胆，健胃消食，利尿消肿，现代科学研究表明，菊苣根可以通过多种途径降低尿酸水平，消除炎症。

制作方法：泡水或煮水服用。

饮用剂量：每日1剂。

适用于高尿酸血症湿浊脾虚者。

❸ 青菜薏苡仁粥

原料配方：青菜500 g、薏苡仁60 g。

功效：青菜嘌呤含量较低，富含多种维生素与膳食纤维，维生素C能促使组织中淤积的尿酸盐溶解，同时能减少脂类的吸收，维持血脂代谢的平衡。薏苡仁有利水渗湿、健脾止泻、解毒散结等功效，能改善脾虚湿盛的多种症状。

制作方法：将薏苡仁洗净，入锅，加适量水，用大火烧开；再用小火熬煮成稀粥，然后加入洗净切好的青菜，煮至青菜熟即可；食用时可加入少许盐或不加盐。

食用剂量：每周2～3次，每次500～600 g。

适用于高尿酸血症痰湿者。

❹ 薏米百合南瓜汤

原料配方：薏苡仁30 g、百合10 g、南瓜250 g。

功效：南瓜属于低嘌呤食物，同时为能量较低的碱性食物，有助于排出体内尿酸，起到降低尿酸的作用。百合富含微量元素和多种维生素，能碱化尿液，促进尿酸排泄，同时具有养阴润肺、清心安神、提高机体免疫力等功能，配合薏苡仁利水渗湿、健脾止泻等功效，能有效改善痰湿体质。

制作方法：准备食材，将南瓜洗净、去皮、切片；薏苡仁入砂锅，水煎后取汁；加入百合、南瓜，可加适量水，文火煮至南瓜熟，放少量盐即可。

食用剂量：每周2～3次，每次150～200 g，每周3～4次。

适用于高尿酸血症痰湿偏热者。

❺ 干姜茯苓粥

原料：干姜5 g、茯苓15 g、薏苡仁30 g、粳米100 g。

功效：粳米中含适量碳水化合物，饱腹感强，能避免过多进食其他果糖含量高的食物。茯苓中富含茯苓多糖，可以起到利尿的作用，促进尿酸的排泄，改善水肿、小便不利等症状。茯苓、薏苡仁利水渗湿、健脾止泻，配合干姜温中散寒，健脾祛湿，改善寒湿体质。

制作方法：将干姜、茯苓洗净入锅；加清水适量，煎煮 30 min，弃渣留汁；弃渣后的汁中加入洗净的粳米、薏苡仁共煮粥。

食用剂量：每周 2~3 次，每次 150~200 g。

适用于高尿酸血症痰湿偏寒者。

6 木瓜薏米茅根饮

原料：木瓜 15 g、薏苡仁 30 g、鲜白茅根 30 g、玉米须 10 g。

功效：木瓜味酸，性温，入肝、脾经，具有舒筋活络、和胃化湿的功效，常用于治疗湿痹拘挛、腰膝关节酸重疼痛、转筋挛痛、脚气水肿等。现代研究显示，木瓜属于低嘌呤食物，富含维生素 C，可抑制炎症反应，保护关节滑膜，进而改善痛风发作的症状。玉米须甘淡渗泄，利水消肿。白茅根清热解毒，利尿凉血，利于尿酸排泄、痛风缓解。配合薏苡仁清热健脾祛湿。四药合用，共同改善湿热体质，帮助尿酸的排出。

制作方法：四药洗净后同煮，加入约 500 ml 纯净水，煎煮后每日代茶饮。

饮用剂量：可代茶饮，每日 500 ml。

适用于高尿酸血症湿热者。

七、慢性肾病

慢性肾病（chronic kidney disease，CKD）是由各种原因导致的肾结构或功能异常超过 3 个月的慢性病，可带来酸中毒、电解质紊乱、贫血、骨质破坏、营养不良、心血管疾病等并发症。许多患者会进入尿毒症阶段，最终需要采取肾脏替代治疗，即透析或肾移植。国内外研究表明，高饱和脂肪酸、高嘌呤、高盐摄入等不良饮食习惯是慢性肾病发生和发展的重要风险因素。因此，合理膳食是延缓慢性肾病进展的重要手段。

（一）膳食营养食疗原则

国内外研究证据表明，以植物性为主的膳食，控制过多蛋白质食物的摄入，能明显减缓 CKD 的发生和发展。现基于现代营养学、中医学、肾内科学理论以及最新的研究证据，对 CKD 患者提出以下 6 条食疗推荐原则。

❶ 食物多样，植物性食物为主，分期选配食物

食物多样是实现合理膳食、均衡营养的基础。CKD 患者应保持食物种类丰富多样，建议每日 12 种以上，每周达 25 种以上，以植物性食物为主，合理搭配，保证营养素摄入全面和充足。由于 CKD 患者不同分期的营养治疗原则不同，因此应以肾小球滤过率水平为分类标准的分期来制定食疗方案（表 4-8 和表 4-9），以减少肾负担为目标并满足其健康需求。

❷ 能量充足，体重合理，谷物适宜，会选低蛋白主食

充足的能量摄入是保持 CKD 患者营养状况的重要保障，推荐 CKD 患者每天的能量摄入量为 30～35 kcal/kg（理想体重），对于超重或肥胖患者，能量摄入可减少 500～750 kcal，使其体重降至适宜范围内。CKD 患者的 BMI 应控制在 18.5～23.9 kg/m^2；65 岁及以上老年人 BMI 可适当提高，适宜范围为 20.0～26.9 kg/m^2；合并水肿的 CKD 患者需计算调整体重。

CKD 1～2 期患者主食以谷薯类为主，其中 1/3 为粗杂粮。对于 CKD 3～5 期患者，为减轻其肾负担，同时保障优质蛋白质摄入，需实施低蛋白饮食，主食可选择蛋白质含量低、能量密度高的食物（如红薯、土豆、木薯、山药等），也可选择水生蔬菜，如莲藕、马蹄等食物来补充能量。有条件者可选择低蛋白大米、小麦淀粉和肾病专用能量补充剂等低蛋白高能量食品来辅助增加能量，帮助患者丰富食物选择，提高膳食干预依从性，改善生活质量，从而

延缓疾病进展。

❸ 蔬果适量,合理进食鱼禽畜、豆蛋奶

推荐 CKD 患者每日摄入蔬菜 300～500 g,水果 200～350 g,糖尿病肾病患者每日水果摄入量可适当减量至 100～200 g。CKD 3～5 期的患者可多选择含蛋白质少的瓜菜,适当选择深色蔬菜水果。

CKD 患者应根据疾病分期来选择其摄入食物的蛋白质种类和摄入量,其中优质蛋白应占蛋白质总量的 50% 以上。动物性食物可适当选择白肉类食物,如鱼禽类,猪肉、牛肉、羊肉等红肉尽量少吃,一般每周 1～2 次,每次不超过 50 g,鸡蛋每天不要超过 1 个,奶类每天不超过 300 ml。植物性食物可选择大豆及其制品(如豆腐、腐竹等)作为蛋白质和钙的重要来源。

❹ 水分适宜,少盐控油,限磷控钾,限制过度加工食品

对于无水肿且尿量正常的 CKD 患者,每日饮水 1500～1700 ml。对于存在水肿和(或)尿量较少的 CKD 患者,需要根据每天的尿液排出量以及透析脱水量等来计划饮水量,量出为入,并实施低盐膳食,同时需减少摄入含水多的食物,避免加重水肿。

控制饮食中盐的摄入量有利于改善 CKD 患者的血压,减轻蛋白尿和水肿。推荐 CKD 患者每日盐摄入量不超过 5 g。对于出现水肿的 CKD 患者应实施低盐膳食,每日盐摄入量不超过 3 g;严重水肿则应实施无盐膳食(钠 < 1000 mg)或低钠膳食(钠 < 500 mg)。

CKD 患者烹调油摄入量不超过 25～40 g,脂肪占总能量的比例不宜超过 35%。处于 CKD 3～5 期的患者,在实施低蛋白饮食的同时,可适当增加富含中链甘油三酯或 n-3 多不饱和脂肪酸的油脂,如亚麻籽油、紫苏籽油等作为能量补充来源。

CKD 患者控制每日膳食磷摄入量不超过 800～1000 mg。CKD 3～5 期患者在实施低蛋白饮食的同时,多选用磷/蛋白质比

值低的食物，兼顾钙磷摄入。

CKD 患者每日钾摄入量不超过 2000 ~ 3000 mg，避免摄入浓肉汤、老火汤、菜汤，推荐烹调时先飞水、弃汤后食用。

烟熏、烧烤、腌制等过度加工食品，以及酱油、味精、鸡精、各种酱料等调味品中的钠和磷的含量较高，容易导致钠和磷摄入过多，应尽量限制或避免，尽量选择天然食材，如山楂、柠檬、辣椒、花椒等调味。

5 规律进餐，限制饮酒，适度运动

CKD 患者一日三餐及加餐的时间应相对固定，避免过度饥饿或暴饮暴食，减少外卖和聚餐，零食要适量。CKD 患者应限制饮酒，尽量减少饮酒或不饮酒。CKD 3 ~ 5 期患者不应饮酒。

推荐 CKD 患者每周运动 3 ~ 5 次，每次 30 ~ 60 min 的中等强度运动，包括快走、骑车、乒乓球、羽毛球、慢跑、游泳等。如无禁忌，最好 1 周进行 3 次抗阻运动，如哑铃训练、俯卧撑、器械类运动等，提高肌肉力量和耐力。

6 定期监测、合理补充营养

CKD 患者应定期进行营养评定和监测，防止出现营养不足。一旦发现营养风险，应及时进行膳食指导，必要时给予营养健康食品，如膳食营养补充剂、肾病型能量补充剂、特殊医学用途配方食品等，以纠正或预防营养不足。

▼ 表 4-8 不同慢性肾病分期的特征及食疗原则

分期	特征	肾小球滤过率水平 [ml/(min·1.73 m^2)]	食疗原则
早期（1 期）	已有肾损害，肾小球滤过率正常	≥ 90	以植物性食物为主，蛋白质摄入总量按每天 0.8 g/kg（理想体重）计算；主食来源以全谷物、杂豆类、薯类为主；餐餐有蔬菜，每天应达 300 ~ 500 g，其中深色蔬菜占一半以上；水果应适量；常吃奶类、大豆及其制品，适量吃鱼、禽、蛋、畜肉；尽量不吃烟熏、烧烤、腌制等过度加工食品；控制盐、油、糖等调味品的使用量
早期（2 期）	肾小球滤过率轻度降低	60 ~ 89	
中期（3 期）	肾小球滤过率中度降低	30 ~ 59	以植物性食物为主的低蛋白饮食，蛋白质摄入总量为每天 0.6 g/kg（理想体重），糖尿病肾病患者为每天 0.6 ~ 0.8 g/kg（理想体重）。选择主食要兼顾蛋白质的用量（可选淀粉含量高、蛋白质含量低的食物，如红薯、土豆、莲藕、山药、绿豆粉丝等，代替部分或全部谷类食物）；餐餐有蔬菜；水果应适量；常吃大豆及其制品，适量鱼、禽、畜、蛋、奶；尽量不吃烟熏、烧烤、腌制等过度加工食品；控制盐、油、糖等调味品的使用量
晚期（4 期）	肾小球滤过率重度降低	15 ~ 29	
晚期（5 期）	终末期肾病（肾衰竭）	< 15	
透析或肾移植			实施以植物性食物为主的膳食，蛋白质摄入总量为每天 1.0 ~ 1.2 g/kg（理想体重）。酌情适当调整动物性食物、豆类、蔬菜和水果摄入量

▼ 表 4-9 慢性肾病患者食物选择举例

分类	优选食物	限量食物	不宜食物
谷薯类	精白米面类、粉丝、粉皮、粉条、麦淀粉及其制品、西米、藕粉、荸荠粉等	全谷类及杂豆类，如荞麦、小米、小麦胚芽、薏苡仁*、绿豆、赤小豆*等（高钾高磷时限量）	高油烹饪类主食，如油条、炸薯条等；添加糖、奶油、黄油制做的点心，如奶油面包、黄油爆米花等
蔬菜类	大部分叶类、花类、瓜茄类、果实类等新鲜蔬菜，如油菜、茄子、柿子椒、大白菜、小白菜、芹菜、黄瓜、胡萝卜、圆白菜、蒜苗、西葫芦、冬瓜、水萝卜等	白口蘑、香菇（干）、银耳（干）、紫菜（干）等（高磷时限量）；海带、慈姑、水芹、薄荷*、百合*、土豆*等（高钾时限量）	高糖高油烹饪的蔬菜，如炸藕夹、油焖茄子等；腌制品，如酱菜、榨菜、梅菜、冬菜等
水果类	部分新鲜水果，如雪梨、苹果、西瓜、火龙果、山竹、桑葚*等	香蕉、硬柿、龙眼、大枣、橙子、芒果、菠萝蜜、榴莲等（高钾时限量）	杨桃、木胡瓜、不成熟的荔枝、发霉的甘蔗、发霉的椰子水；加糖的水果制品，各类高糖分的罐头水果、浓缩果汁、勾兑果汁等
肉类	畜禽脂肪含量低的部位，如里脊、腿肉、腱子肉、血制品、少脂禽类，如胸脯肉、去皮腿肉等，以及部分清蒸和水煮河鲜和海鲜，如海参等	肉猪蹄、牛肉干、鱿鱼（干）、墨鱼（干）、瑶柱（干）、虾皮、海米、鳀鱼等（高磷时限量）；火鸡腿、鲟鱼、鳟鱼、江虾、瑶柱、海蟹、墨鱼等（高钾时限量）；所有高蛋白肉类在肾衰竭时需限量	富含油脂、胆固醇的内脏，肥鹅肝以及蟹黄和（或）蟹膏等；油炸、煎炸等高油、高盐、高糖烹饪的畜禽肉类，加工腌制过的肉类，如腊肠、腊肉、烟熏肉及沙丁鱼、鲅鱼罐头等；老火靓汤、苹莱火锅汤底、浓肉汤等
豆类	大豆制品，如豆腐、无糖豆浆、低盐豆腐干等	添加糖和脂肪含量相对高的豆制品，如腐竹、素鸡等；黄豆、黑豆等（高磷高钾时需限量）	高糖、高油、高盐加工的豆制品，如油豆腐、油面筋、咸豆腐等

续表

分类	优选食物	限量食物	不宜食物
蛋乳类	原味乳制品，如纯奶、无糖酸奶；蒸煮加工的蛋类	含有少量调味剂的乳制品和蛋类制品，如含糖酸奶、咸奶酪、少油煎蛋、炒蛋等；配方奶粉、奶酪、炼乳、奶片等（高磷高钾时限量）	含有大量添加糖、油脂加工的乳制品和蛋类制品，如复原乳、果味酸奶、咸蛋、皮蛋等
饮品类	白开水、矿泉水、纯净水等	不加糖的鲜榨果汁；淡茶水、可可粉（高磷高钾时限量）	含糖饮料、浓茶
坚果类	原味坚果	少量盐调味的坚果，花生仁、板栗、葵花子、西瓜子、莲子*、核桃*、黑芝麻、腰果、松子、榛子、南瓜子、干枣*等（高磷高钾时限量）	大量盐、奶油、糖等调味的坚果制品
调味品类	大部分植物油，如紫苏油、亚麻籽油、核桃油、橄榄油、菜籽油、玉米油、芝麻油、花生油等，醋、盐、天然植物香辛料，如生姜、大蒜等	干酵母、小茴香*、芥末、辣椒粉、芝麻酱等（高磷时限量）；小茴香*、花椒*、五香粉、芝麻酱、黑胡椒粉*、丁香粉*、芥末、辣椒粉等（高钾时限量）	含大量饱和脂肪酸的调味品，如棕榈油、猪油、牛油、羊油及其他动物油，以及含大量反式脂肪酸的调味品，如人造奶油、起酥油等；含大量盐、糖的调味品，如豆瓣酱、腐乳、果酱、甜面酱等

以上食物选择举例仅作为食物种类选择参考，具体使用量和发生病情变化时还需咨询专科医师或临床营养师

* 为食药物质

（二）食养食疗方案

食养食疗目标：以植物性食物为主，限制蛋白质和盐摄入量，防止营养不良。低蛋白质饮食要求，每日蛋白质摄入不超过 0.6 g/kg（理想体重），每日盐摄入不超过 5 g，保持膳食营养素充足，预防营养不良。

方案举例：60 岁成年男性，身高 165 cm，体重 60 kg，患有 CKD，根据其在 CKD 不同分期可参考以下食谱进行一日三餐的膳食规划。肾移植患者在移植术后早期 1 个月内可参考透析阶段食谱，但肾移植成功 1 个月后，则可参考 CKD 1 ~ 2 期膳食原则，但不宜摄入过多蛋白质。推荐慢性肾病患者使用的食谱见表 4-10。

▼ 表 4-10　慢性肾病患者食谱举例

餐次	菜肴名称
CKD 1 ~ 2 期	
早餐	豆浆（200 ml） 烤饼（面粉 30 g） 煎鸡蛋（鸡蛋 50 g，少油） 凉拌瓜条（黄瓜 50 g）
加餐	苹果（200 g）
中餐	低蛋白大米饭（低蛋白大米 75 g，大米 25 g） 红烧肉烩白萝卜粉丝（白萝卜 100 g，猪五花肉 25 g，粉丝 20 g） 拌菠菜（菠菜 100 g）
加餐	冲无糖藕粉（无糖藕粉 50 g）
晚餐	蒸饺（荠菜 150 g，猪瘦肉 45 g，小麦淀粉 40 g，面粉 25 g） 黑芝麻醋拌木耳（黑芝麻 2 g，干木耳 10 g） 拌青椒洋葱片（柿子椒 50 g，洋葱 50 g）
CKD 3 ~ 5 期	
早餐	枸杞核桃粥（大米 25 g，核桃 20 g，枸杞子 10 g） 水晶饺（小麦淀粉 50 g，胡萝卜 50 g，猪瘦肉 20 g）
加餐	蓝莓（50 g）
午餐	低蛋白大米饭（低蛋白大米 50 g） 黄瓜虾仁（黄瓜 150 g，虾仁 40 g） 百合芦笋（芦笋 150 g，鲜百合 30 g）

续表

餐次	菜肴名称
CKD 3 ~ 5 期	
加餐	橙子（150 g）
晚餐	小馄饨（荠菜 150 g，小麦淀粉 120 g，猪瘦肉 30 g）
CKD 5 期，透析阶段	
早餐	菜肉包（面粉 60 g，白菜 50 g，猪五花肉 30 g） 牛奶（200 ml） 红薯（100 g）
加餐	柚子（100 g）
午餐	山药米饭（大米 75 g，鲜山药 50 g） 芹菜炒瘦肉（猪瘦肉 100 g，芹菜 75 g） 蒜蓉炒茄子（茄子 100 g）
加餐	橙子（100 g）
晚餐	米饭（大米 100 g） 韭菜炒蛋（韭菜 75 g，鸡蛋 60 g） 素炒节瓜（节瓜 150 g）

CKD 1 ~ 2 期：油、盐全天总用量为植物油 30 g、盐 3 g；食谱可提供能量 1846 kcal、蛋白质 48 g、脂肪 58 g、碳水化合物 283 g、钠 1509 mg、钾 2177 mg、磷 735 mg；宏量营养素占总能量比为：蛋白质 11%、脂肪 29%、碳水化合物 60%。CKD 3 ~ 5 期：油、盐全天总用量为植物油 35 g、盐 4 g；食谱可提供能量 1792 kcal、蛋白质 36 g、脂肪 60 g、碳水化合物 277 g、钠 1837 mg、钾 1995 mg、磷 566 mg；宏量营养素占总能量比为：蛋白质 8%、脂肪 30%、碳水化合物 62%。CKD 5 期：油、盐全天总用量为植物油 30 g、盐 3 g；食谱可提供蛋白质 72 g、碳水化合物 255 g、脂肪 65 g、钠 1612 mg、钾 2340 mg、磷 981 mg；宏量营养素占总能量比为：蛋白质 15%、碳水化合物 54%、脂肪 31%

八、慢性阻塞性肺疾病

慢性阻塞性肺疾病（chronic obstructive pulmonary disease，COPD）简称慢阻肺，是一种具有气流阻塞特征的慢性支气管炎和（或）肺气肿，可进一步发展为肺心病和呼吸衰竭的常见慢性病。2018 年，我国慢阻肺患病人数约为 1 亿，其死亡率已居世界第一。慢阻肺患者常表现为营养不良、肌少症和骨质疏松，可能出现恶病质，饮食摄入不足和生活质量差，可见合理充足的膳食营养摄入对促进慢阻肺患者的康复至关重要。

（一）膳食营养食疗原则

现基于现代营养学、中医学、呼吸内科学理论以及最新的研究证据，对慢阻肺患者提出以下 5 条食养推荐原则。

① 食物多样，主食控量，多吃全谷物

由于主食中的碳水化合物较多，容易导致二氧化碳的生成增多，加重呼吸困难，因此慢阻肺患者应在食物多样化的基础上，适当限制主食的摄入量，碳水化合物占总能量的比例在 50% ~ 55% 更加适宜，并适当多吃全谷物食物，增加膳食纤维的摄入量，改善肠道功能，有利于慢阻肺的康复。

② 蔬菜充足，水果适量，增加适量坚果

蔬菜中含有丰富的维生素和矿物质，有利于慢阻肺的康复，推荐慢阻肺患者每日摄入蔬菜 300 ~ 500 g。由于水果中含碳水化合物较多，应适当控制，建议每日摄入 150 g。坚果中含有较多的蛋白质和 $n-3$ 多不饱和脂肪酸，建议慢阻肺患者每日摄入 30 g。同时，每日进食 100 mg 维生素 C、5000 国际单位维生素 A，可改善呼吸道感染症状，促进支气管黏膜修复，增加肺通气量。

③ 适当增加鱼禽畜蛋奶豆的摄入量

慢阻肺患者对蛋白质的需求较多，容易出现蛋白质缺乏和肌肉减少的情况，建议适当提高蛋白质食物和富含亮氨酸食物的摄入量，推荐每日蛋白质摄入量为 1.0 ~ 1.2 g/kg（理想体重），老年人、存在营养不良或有严重疾病状态时可达每日 1.2 ~ 1.5 g/kg（理想体重）。建议每日摄入鱼肉 150 g、禽肉 100 g、鸡蛋 60 g、豆类 50 g、奶类 300 g、红肉不超过 100 g。

④ 足量饮水，戒烟限酒，少盐控油

慢阻肺患者应每日饮水 2000 ml。烟草是促进慢阻肺发生发展

的一个重要风险因素，而酒精不利于慢阻肺的康复，因此，慢阻肺患者应戒烟限酒。由于慢阻肺患者容易出现肺动脉高压和高血压，因此应限制盐摄入量，每日控制在 5 g 以内。脂肪有较低的呼吸商，能减少二氧化碳的产生，对慢阻肺患者有利，可适当增加油脂的摄入量，脂肪摄入量占总能量的比例可达每日 35% ~ 40%，可适当增加橄榄油和含 $n-3$ 多不饱和脂肪酸的油脂的摄入量。

5 能量充足，预防营养不良，适当户外运动

慢阻肺患者易出现肌肉丢失和营养不良，适当地增加能量和优质蛋白质食物的摄入，有利于预防营养不良，每日能量摄入量为 30 kcal/kg（理想体重），如需增加体重者，可适当增加能量的摄入。适当进行户外运动，保持每日 30 ~ 60 min 的中等强度运动，多晒太阳和补充维生素 D_3 有助于减缓肺功能恶化，并预防骨质疏松。

（二）食养食疗方案

食养食疗目标：适当增加能量和蛋白质摄入量，防止营养不良。蛋白质饮食要求每日蛋白质摄入 1.0 ~ 1.2 g/kg，每日能量为 30 kcal/kg，保持膳食营养素充足，预防营养不良。

方案举例：65 岁成年男性，身高 165 cm，体重 60 kg，患有慢阻肺，设计一日三餐，如出现呼吸衰竭或其他特殊情况需咨询专科医师或临床营养师。推荐慢阻肺患者使用的食谱见表 4-11。

▼ 表 4-11　慢阻肺患者食谱举例

餐次	菜肴名称
早餐	香菇包（面粉 60 g，圆白菜 10 g，香菇 5 g） 枸杞牛奶（牛奶 250 ml，枸杞子 5 g）
加餐	核桃（25 g）
中餐	二米饭（大米 50 g，黑米 50 g） 青椒炒四季豆（柿子椒 100 g，四季豆 50 g） 清蒸鲩鱼（鲩鱼 100 g）

续表

餐次	菜肴名称
加餐	雪梨（200 g）（图 4-5）
晚餐	二米饭（大米 50 g，糙米 25 g） 清炒芝麻菜苔（菜苔 150 g，黑芝麻 10 g） 萝卜烧牛肉（牛肉 100 g，白萝卜 50 g）（图 4-6）

油、盐全天总用量：植物油 30 g，盐 4 g。以上食谱可提供蛋白质 80.9 g、脂肪 69.8 g、碳水化合物 237.3 g、钠 1939.98 mg；宏量营养素占总能量比为：蛋白质 17%、脂肪 34%、碳水化合物 49%

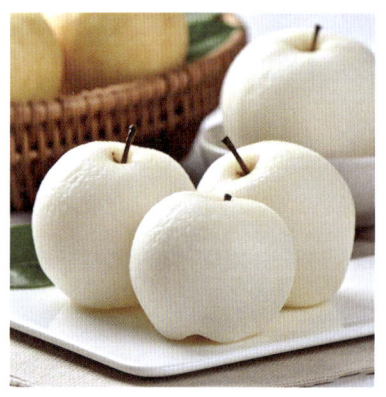

▲ 图 4-5 雪梨

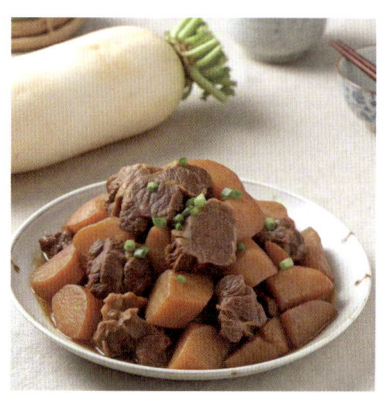

▲ 图 4-6 萝卜烧牛肉

九、癌症

癌症亦称恶性肿瘤，是由细胞恶性增生引发，具有侵袭性和转移性的一类恶性疾病。目前认为，癌症是遗传、环境、精神心理以及生活方式等因素共同作用引发的基因异常疾病。当机体受环境中化学、物理、病毒等致癌物质的影响和（或）因自身遗传、内分泌、性别、年龄等因素的作用时，可发生一系列基因异常改变，形成癌症。癌症可分为消化系统恶性肿瘤（包括食管癌、胃癌、结肠癌、直肠癌、肝癌、胆管癌、胰腺癌等）及非消化系统恶行肿瘤（如肺癌、乳腺癌等）。消化系统恶性肿瘤在早期可出现厌食、进食量减少和体重丢失。

癌症严重威胁大众健康。国际癌症研究机构（International

Agency for Research on Cancer, IARC）发布的全球最新癌症负担数据显示，2020 年全球新发癌症病例 1929 万例，其中中国新发癌症 457 万人，占全球 23.7%。2022 年发布的全国癌症统计数据显示，2016 年中国新发癌症病例数为 406.4 万，癌症死亡病例数为 241.4 万。癌症已成为严重危害人类生命健康的重大医学和公共卫生课题。营养支持治疗可有效改善癌症患者的营养状况，降低营养相关性并发症的发生风险，节省医疗费用。对肿瘤康复期患者，营养支持治疗可降低肿瘤复发率和患者再入院率，提高患者的生活质量。

世界癌症研究基金会和美国癌症研究所发布的关于生活方式和癌症预防专业报告《膳食、营养、身体活动与癌症：全球视角》（第 3 版）特别指出，30% ~ 40% 癌症病例可通过合理营养膳食与身体活动保持健康体重，以及避免烟草等措施加以预防。癌症的一级预防措施主要包括：①保持健康体重；②积极体育锻炼；③食用富含全谷物、蔬菜、水果和豆类的膳食；④限制摄入"西式快餐"以及其他高糖高脂的加工食物；⑤限制红肉和加工肉类的摄入；⑥限制含糖饮料的摄入；⑦限制酒精的摄入；⑧不要通过保健品来预防癌症；⑨倡导母乳喂养。在癌症确诊后，上述推荐措施仍然适用。

（一）膳食营养食疗原则

在癌症确诊的同时，就应开始食养食疗，并遵循"营养筛查 – 营养评定 – 营养不良诊断 – 营养干预 – 营养监测"的临床路径，与临床治疗同步平行推进。膳食疗法的基本原则如下。

❶ 密切关注能量和三大营养素的摄入

根据患者体重和活动状况，按照每日 25 ~ 35 kcal/kg（理想体重）给予对应的能量，肝肾功能无明显异常的肿瘤患者的蛋白质摄入量应达到每日 1.0 ~ 2.0 g/kg（理想体重），其中优质蛋白质占总蛋白质的 50% 以上；脂肪供能应占全日总能量的 20% ~ 35%，若出现体重下降，且伴有胰岛素抵抗，在增加膳食能量密度的同时，可适当增加脂肪供能比，优化糖脂比例。应限制饱和脂肪摄入，增加 $n-3$ 多不饱和脂肪酸和单不饱和脂肪酸的摄入。碳水化合物供能比例应为

50%～60%，如存在胰岛素抵抗，碳水化合物供能比例可适当降低。

② 多吃新鲜蔬果及动物性食品

癌症患者应多吃新鲜蔬果和全谷物食品，摄入充足的鱼、禽、蛋、奶和豆类，限制添加糖、红肉、加工肉类及饱和脂肪的摄入。

③ 质软易食、选择合适的烹调方法

若出现吞咽困难，应尽量选择质软、细碎的食物，并以勾芡方式烹调，或与肉汁、肉汤等同时进食；可用食物搅拌机将食物打成泥状或流质食物，少量多次进食；若出现食欲不振，应少食多餐，常变换食谱，改变烹调方法，注意食物色、香、味的调配。

④ 注意营养补充

可选择高能量密度的特殊医学用途配方食品（FSMP）作为营养补充；若出现便秘，应多喝水或新鲜果汁，每天摄入量大于2000 ml，并摄取高纤维食物，如蔬果、全谷类、全麦面包等；若出现恶心、呕吐，应注意补充糖盐水等，维持水电解质平衡，不急于大量进食；若出现白细胞减少，应多选用富含蛋白质、维生素B_6和B_{12}的食物；若出现贫血，应多食用动物血、畜禽肉等，并补充维生素 C 等，忌用或少用抑制铁吸收的浓茶等。

⑤ 营养支持治疗方式选择应遵循阶梯治疗原则

存在营养风险患者应及时补充 FSMP 或口服营养补充（oral nutritional supplements，ONS）。如营养未改善或未满足60%目标能量需求超过1周，可依次选择肠内营养（enteral nutrition，EN）和肠外营养（parenteral nutrition，PN）。

（二）食养食疗方案

食养食疗目标：通过食养食疗满足癌症患者的能量及各类营养素需求，尽量达到并维持合理体重，保持适宜的瘦体组织及肌肉量，改善体力状况，减少营养相关不良事件或疾病发生风险，降低复发

风险和再入院率。

方案举例：62岁成年女性，肺癌康复期出院患者。身高160 cm，体重55 kg。近期体重基本平稳，进食量无明显减少；日常轻体力活动。推荐营养素摄入量为：能量按每日30 kcal/kg（理想体重）计算，每日总能量需求为1600 kcal；蛋白质按每日1.2 g/kg（理想体重）计算，每日蛋白质需求为66 g。根据上述结果，该患者每日需要主食250 g，瘦肉+豆腐200 g，牛奶300 ml，鸡蛋1个+蛋清1份，蔬菜+菌类300~400 g，水果200 g，植物油30 ml。推荐癌症患者使用的食谱见表4-12。

▼ 表4-12 癌症患者食谱举例

餐次	菜肴名称
早餐	牛奶（300 ml） 小花卷（面粉50 g） 豆腐丝（豆腐50 g） 煮鸡蛋（鸡蛋50 g，蛋清20 g） 拌圆白菜丝（圆白菜100 g）
加餐	橙子（200 g）
午餐	米饭（大米100 g） 肉片豆腐（瘦猪肉50 g，豆腐50 g） 番茄菜花（番茄50 g，菜花100 g）（图4-7） 蘑菇汤（鲜蘑50 g）
加餐	肿瘤专用型FSMP（200 ml）
晚餐	小馒头（面粉100 g） 清蒸鱼（鱼肉100 g） 清炒西兰花（西兰花150 g）

油、盐全天总用量：橄榄油30 g，盐5 g

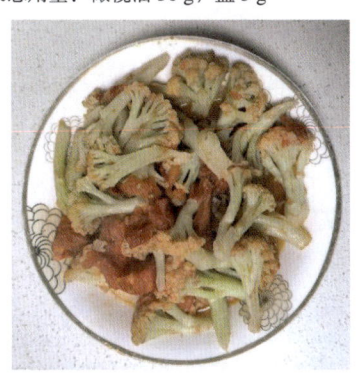

◀ 图4-7 番茄菜花

（三）其他治疗

1 运动干预

运动可减少癌症患者肌肉分解代谢，增加合成代谢，改善体能。肿瘤患者的运动应根据病情、年龄、性别、生活习惯、周围环境和特定文化来安排。体力不佳者可把每日 30 min 的锻炼目标分解为每次 10～15 min，每日 2～3 次，也能达到锻炼效果。运动锻炼的原则为坚持循序渐进，避免过于剧烈的身体锻炼和户外活动。对于某些特殊临床情况，如严重贫血、心脏病、骨关节病变等患者，应避免剧烈运动。

2 心理治疗

肿瘤患者发病后的心理变化与躯体的病理生理改变相互影响，从而互为因果。研究证据显示，通过心理调控使肿瘤患者获得良好的心理状态对肿瘤治疗和康复有确定性效果。因此，对肿瘤患者的各种心理问题应及时应用心理疗法有的放矢地进行干预，以帮助患者解除精神痛苦，祛除心理障碍，树立战胜疾病的信心。同时，请患者家属协助进行患者的心理治疗，多给予患者关爱和信心。

十、结核病

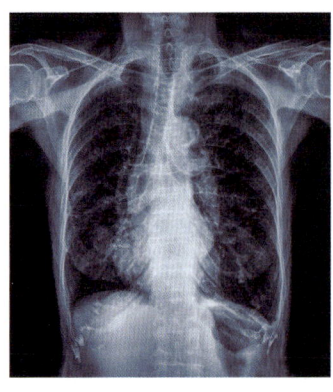

▲ 图 4-8　胸片

结核病（tuberculosis，TB）是一种由结核分枝杆菌（Mycobacterium tuberculosis，Mtb）感染引起的慢性传染性疾病，根据发病部位的不同，可分为肺结核（图 4-8）、结核性胸膜炎、腹膜炎、淋巴结核、皮肤结核、骨关节结核等，可影响多处器官和组织，其中肺结核占 80%～90%。2022 年，我国结核病新发患者数量为74.8万,发病率约为52/10万,预估我国结核病死亡数量为3万,为全球第三大结核病高负担国家。我国对传染性肺结核患者实行免费诊疗与管理政策,一般对肺结核患者采取为期6~8个月直接督导下的短程化疗(即DOTS策略,采用抗结核药物治疗),这是当前治疗结核病的最主要方法。结核病与营养不良关系密切并相互影响,营养不良影响结核病的治疗结局。WHO在2013年发布了《结核病患者营养管理和支持指南》,对活动性结核病患者(严重和中度营养不良等)提供营养管理和营养支持,以改善其营养状况。

(一)膳食营养食疗原则

营养不良是结核病发生发展的重要风险因素。传统中医认为结核病是一种具有传染性的慢性虚损疾病,正虚与感痨两大病因互相影响。单纯结核病患者在规范抗结核药物治疗基础上,应保证患者膳食能量摄入,维持健康体重,同时适量增加新鲜蔬菜、水果、豆类以及动物性食物的摄入;病情严重及营养不良者,可进行营养补充或临床营养治疗。对于结核病并发糖尿病、慢性肾病、艾滋病,以及老年结核病、儿童结核病、妊娠期结核病等特殊结核病人群,营养治疗需要根据不同病情进行特殊处理。

基于现代营养学、中医学、呼吸内科学理论以及最新的研究证据,对结核病患者进行食养食养指导,包括以下5条推荐原则。

1 坚持药物治疗,加强自我管理

结核病患者应坚持正规治疗,按时按量服用抗结核药物,中断治疗会导致治疗失败,形成难治的耐药结核病;改变不良行为习惯和生活方式,做好个人和家庭成员防护。

2 食物多样,足量饮水

建议患者每天摄入谷薯类食物250~400 g,其中全谷物和杂豆类50~150 g。结核病是慢性消耗性疾病,一般要求成人每日摄入总能量2400~2700 kcal。足量饮水可维持机体酸碱平衡,因此要主动饮水。

③ 适量增加蛋白质，保证充足微量营养素

结核病患者对蛋白质的消耗多，一名成年结核病患者蛋白质摄入量应按 1.5 ~ 2.0 g/kg（体重）计算为宜[正常成人为 1.0 g/kg（理想体重）]，优质蛋白质应占总蛋白质摄入量的 50% 以上；可选用畜类、禽类、鱼类、豆类及其制品。增加富含维生素 A 食物的摄入量，以改善机体免疫力。

④ 适量户外活动，维持健康体重

每天户外活动时间不少于 2 h，晒太阳时间（冬季白天和夏季早晚）不少于 40 min；少食多餐或遵照营养师指导制定每天食物摄入总量，保持健康体重。

⑤ 良好心情，健康生活方式

戒烟戒酒；充足睡眠，每天睡眠时间保证 7 ~ 8 h；以乐观的态度对待疾病，积极配合疾病治疗和护理安排。

（二）食养食疗方案

食养食疗目标：通过食养食疗满足患者能量以及蛋白质、维生素、矿物质等营养素的需要，改善其营养状况，增强抗结核药物治疗效果，促进康复。

方案举例：55 岁成年男性，身高 165 cm，体重 65 kg，患有结核病，抗结核药物治疗期，设计带量食谱。实际情况中，患者可寻求临床和注册营养师或医师进行指导。可根据个体的身高、体重、体力活动以及疾病状态计算并调整食谱。按照 35 kcal/kg（理想体重）计算能量，该患者每日总能量需求为 2100 kcal。每日摄入谷物类 350 g，瘦肉/水产类 150 g，牛奶 300 ml，鸡蛋 50 g，蔬菜 500 g，水果 200 g，植物油 25 g。推荐结核病患者使用的食谱见表 4-13。

▼ 表 4-13　结核病患者食谱举例

餐次	菜肴名称
早餐	牛奶（250 ml） 小烧饼（面粉 75 g） 凉拌三丝（青椒 40 g，红椒 40 g，胡萝卜 20 g） 煮鸡蛋（鸡蛋 50 g）
加餐	饼干（饼干 100 g） 豆腐干（豆腐干 20 g）
午餐	花卷（标准粉 100 g） 芹菜肉丝（瘦猪肉 75 g，芹菜 100 g）（图 4-9） 素炒黄豆芽（黄豆芽 150 g）
加餐	草莓（200 g）
晚餐	金银米饭（大米 75 g，玉米碴 25 g） 虾仁炒油菜（虾仁 150 g，油菜 150 g）（图 4-10） 蒜蓉拌豆角（豆角 100 g，蒜 20 g）
加餐	牛奶芝麻糊 1 小碗（黑芝麻粉 25 g，牛奶 100 ml）

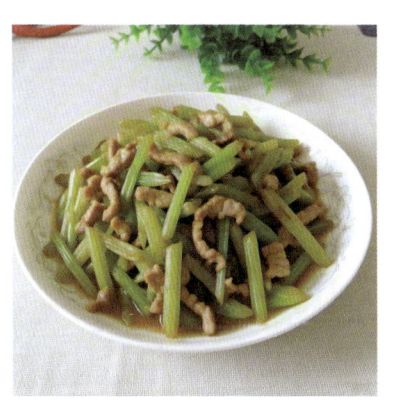

▲ 图 4-9　芹菜肉丝

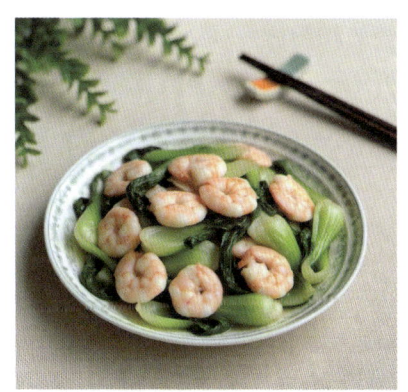

▲ 图 4-10　虾仁炒油菜

十一、代谢相关脂肪性肝病

非酒精性脂肪肝病（non-alcoholic fatty liver disease，NAFLD）是指除酒精和其他明确的肝损伤因素所导致的以肝细胞内脂质过度沉积为主要特征的代谢相关综合征。基于"非酒精性"的命名不能准确捕捉到疾病原因，2020年，全球31位NAFLD专家会议建议将其更名为代谢相关脂肪性肝病（metabolic associated fatty liver disease，MAFLD）。目前，我国成人脂肪肝患病率已达29.81%，是慢性肝病的首要病因。MAFLD包括一系列肝损害，其范围包括从单一的肝脂肪变性到伴有不同程度的肝纤维化和肝硬化。MAFLD是心血管疾病的独立风险因素，还可增加代谢综合征、2型糖尿病、慢性肾病的风险。目前对MAFLD的治疗尚无明确有效的治疗药物，国际指南建议改变生活方式，如能量限制、饮食改变和增加身体活动等是治疗MAFLD的重要基础。饮食调整作为一种非药物干预方法备受关注。大量研究表明，调整及干预饮食可以显著改善MAFLD患者的肝功能和脂肪代谢状态，减轻炎症反应，有利于逆转疾病的进展。

（一）膳食营养食疗原则

饮食治疗是脂肪肝最基本的治疗措施。通过控制总能量，限制脂肪和胆固醇摄入，给予充足的蛋白质、维生素、微量元素及膳食纤维，可促进脂肪酸氧化分解，改善肝功能，延缓脂肪肝的疾病进展。肥胖的MAFLD患者应控制体重，增加运动，必要时结合药物治疗。

❶ 控制能量摄入，维持健康体重

对于超重和肥胖的人群，减少总能量摄入和控制食物摄入量，维持健康体重是MAFLD治疗的关键。建议男性每日摄入1500~1800 kcal，女性每日摄入1200~1500 kcal。可采用限制能量的平衡饮食或轻断食等膳食模式，每日减少500~1000 kcal能量摄入，半年左右可使BMI下降5%~10%。

❷ 优化饮食结构，增加优质蛋白质的摄入量

每天供给蛋白质1.2~1.5 g/kg（理想体重）（肾病患者除外），例如，身高175 cm的成年男性，标准体重为70 kg，每天需要摄入90 g蛋白质。可选择脱脂牛奶、鸡蛋、鱼类、瘦畜肉、豆制品等食物。

③ 适当控制碳水化合物摄入量

过多的碳水化合物可转变为脂肪，导致肥胖，促使肝内脂肪堆积。适当限制碳水化合物摄入有利于控制体重。可选择全谷物及薯类，膳食不过分精细，粗细搭配。不吃精制糖（白糖、红糖等）、蜂蜜、果汁、果酱、奶茶、点心等甜食。

④ 控制脂肪和胆固醇摄入量

对于脂肪肝患者，全天食物与烹调用油所提供的脂肪总量不宜超过 50 g。每天烹调用油控制在 20～30 g，优先选择植物油，控制饱和脂肪酸和反式脂肪酸的摄入。限制动物内脏、蛋黄、鱼子等含胆固醇高的食物，每天胆固醇摄入量小于 300 mg。另外，减少油炸、煎炒的烹饪方式，推荐采用蒸、煮、烩、炖、焖等方式。

⑤ 增加维生素、微量元素和膳食纤维摄入

多吃富含维生素和微量元素的新鲜蔬菜水果，膳食纤维丰富的食物（如玉米粉、粗麦粉、米糠、麦麸）、杂豆类等也可适当增加。

⑥ 限制饮酒及含糖饮料，保证充足饮水

酒精可加重患者肝内的脂肪浸润程度，加剧肝损伤，因此不建议 MAFLD 患者饮酒。研究发现，每天喝含糖饮料的习惯可能会引起 MAFLD。含糖饮料中含有大量精制糖，过多饮用可导致肥胖，增加肝病理进展的风险。因此建议选择白开水、淡茶水，保证摄入充足的水分。

⑦ 增加运动或体力活动

适量的体育锻炼对 MAFLD 大有益处。建议一般人群每周至少进行 5 次（每次 > 30 min）中等强度有氧运动，或者每周 3 次（每次 > 20 min）剧烈运动；但空腹血糖 > 14 mmol/L、血糖波动较大、有糖尿病急性代谢并发症以及心脏、肾等器官严重并发症者不宜剧烈运动。

⑧ 对肝功能障碍、伴有腹水或水肿者应限制钠盐

每天摄入盐不超过 5 g，尽量避免或减少摄入含钠高的调味品或食物，如味精、酱油、调味酱、腌制品、盐浸加工的食品。

(二) 食养食疗方案

通过饮食和运动控制体重，减轻肝负担。减少脂肪及精制糖摄入量，戒酒。

方案举例：成年女性，身高 165cm，体重 70 kg（理想体重 60 kg）。每天能量的摄入可按 25 kcal/kg（理想体重）计算。每日能量摄入需求为 1500 kcal，其中蛋白质 78 g，食盐 5 g，烹调油 30 g。推荐代谢相关脂肪性肝病患者使用的食谱见表 4-14。

▼ 表 4-14　代谢相关脂肪性肝病患者食谱举例

餐次	菜肴名称
早餐	馒头（标准粉 50 g）
	煮鸡蛋（鸡蛋 50 g）
	脱脂牛奶（250 ml）
	凉拌黄瓜丝（黄瓜 50 g）
中餐	蒸米饭（大米 75 g）
	清蒸鲈鱼（鲈鱼 50 g）
	冬瓜肉丸（冬瓜 100 g，猪瘦肉 50 g）（图 4-11）
	香菇油菜（鲜香菇 20 g，小油菜 150 g）
	西红柿紫菜汤（紫菜 2 g，西红柿 25 g）
加餐	圣女果（150 g）
晚餐	馒头（标准粉 50 g）
	大头菜炒肉（瘦猪肉 50 g，大头菜 150 g，木耳 2 g）
	素炒丝瓜（丝瓜 100 g）
	凉拌豆腐干（豆腐干 50 g）

油、盐全天总用量：植物油 30 g 内，盐不超过 5 g

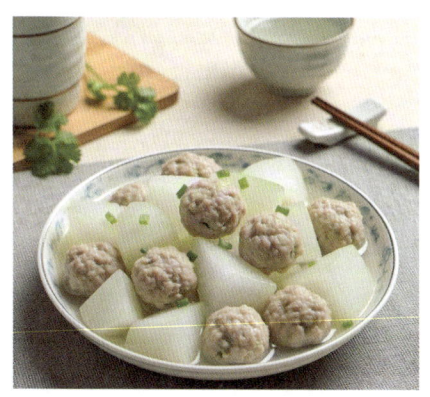

◀ 图4-11　冬瓜肉丸

十二、肌少症

　　肌少症亦称肌肉衰减症,是与增龄相关的进行性疾病,表现为骨骼肌量减少,伴有肌肉力量减弱或(和)肌肉功能减退。在70岁以后肌肉丢失速度明显增快,每10年可丢失15%。此病一方面与年龄增长相关,另一方面与疾病消耗相关。我国社区老年人肌少症的患病率在8.9%~38.8%。除增龄因素外,肌少症还与身体活动(如长期卧床、久坐等生活方式)、疾病状况(如各器官功能衰竭、炎症性疾病、恶性肿瘤或内分泌疾病)及营养状况(能量或蛋白质摄入不足、胃肠功能紊乱、消化和吸收障碍、使用引起厌食的药物)等因素有关。肌少症可导致衰弱,显著增加跌倒、外伤及骨折的风险,影响日常活动,可导致老年人活动能力降低甚至丧失,生活质量明显下降,感染性疾病和总体死亡风险显著增加;对疾病患者而言,肌少症可导致并发症发生风险增高,住院时间延长,医疗成本大幅度升高等。

　　肌少症的诊断主要参数有肌肉量、肌肉力量和质量以及躯体功能,每个指标都有对应的测量评估方式。社区常用的简单方法是上肢力量测定(握力器)和下肢力量测定(5次起坐试验)等。

　　对肌少症的预防应从青少年开始。强调建立良好的生活方式,达到并维持健康体重,培养良好的运动习惯,特别强调进行规律性抗阻运动。对中老年人,应满足能量以及优质蛋白、n-3多不饱和脂肪酸、钙及维生素 D 等营养素摄入，加强对自身肌肉状况的筛查和监测，有效防治影响肌肉状况的慢性代谢性疾病，如肥胖症、糖尿病等。

（一）膳食营养食疗原则

基于良好生活方式的营养和运动联合管理是肌少症治疗的核心措施。

1．满足能量摄入，同时每日蛋白质摄入量应达到 1.2～1.5 g/kg（体重），甚至达到 2.0 g/kg（体重）。强调优质蛋白占蛋白质总量的 75%。膳食蛋白质均匀分布于三餐将有助于提高肌肉蛋白质的合成效率。

2．应注意补充 n-3 多不饱和脂肪酸、钙、维生素 D 和抗氧化剂（维生素 C、维生素 E 等）。

3．当中老年人存在一定程度的进食受限时，在膳食的基础上，可服用蛋白质补充剂，并适量运动防止肌肉衰减。

（二）食养食疗方案

食养食疗目标：通过食养食疗，满足肌少症患者的能量及各类营养素的需要，达到并维持适宜的瘦体组织及肌肉量，改善体力状况和生活质量。

方案举例：75 岁成年男性，身高 175 cm，体重 68 kg，患有肌少症。近期体重平稳，轻体力活动。按 30 kcal/kg（理想体重）计算能量，每日总能量需求约为 2100 kcal。按 1.5 g/kg（理想体重）计算，每日应摄入蛋白质 105 g。根据上述结果，该患者每日应摄入主食 250～300 g，牛奶 250～500 ml，鸡蛋 1 个 + 蛋清 1 份，瘦肉 + 豆腐 250～300 g，蔬菜 + 菌类 500 g，水果 300 g，植物油 30 ml。推荐肌少症患者使用的食谱见表 4-15。

▼ 表 4-15 肌少症患者食谱举例

餐次	菜肴名称
早餐	低脂牛奶（250 ml） 馒头（面粉 75 g） 酱牛肉（牛肉 25 g） 煮鸡蛋（鸡蛋 50 g，蛋清 20 g） 鲜橙汁（橙子 200 g）
加餐	乳清蛋白粉（20 g）
午餐	米饭（大米 100 g） 红烧黄鱼（黄鱼 150 g） 白灼生菜（生菜 200 g） 西红柿蛋花汤（西红柿 25 g，鸡蛋 10 g）
加餐	无糖酸奶（150 ml）
晚餐	花卷（面粉 100 g） 肉片烧豆腐（里脊肉 50 g，豆腐 75 g） 清炒西兰花（西兰花 150 g）

油、盐全天总用量：橄榄油 30 g，盐 5 g，蛋白质不少于每天 80 g

（三）肌少症食药同源方

芪黄山苣粥

原料配方：菊苣 5 g、鲜黄精 20 g、鲜山药 50 g、黄芪 10 g、粳米 50 g。

功效：菊苣清肝利胆，健胃消食，利尿消肿。黄精养阴润肺，补脾益气，滋肾填精，主治阴虚劳嗽，肺燥咳嗽，脾虚乏力，食少口干。山药补脾养胃，生津益肺，补肾涩精，主治脾虚泄泻，久痢，虚劳咳嗽。黄芪补气固表，利尿排毒，排脓，敛疮生肌。用于气虚乏力，食少便溏，中气下陷。

制作方法：将菊苣、黄芪煎汁去渣，加入黄精、山药、粳米煮粥即可。

饮用剂量：每日 1 次，早餐温服。

适用于肌少症脾虚乏力者，伴有糖尿病者慎用。

（四）运动治疗

规律性锻炼能增加有氧能力、肌肉力量和耐力，并且有助于预防衰弱和改善肌少症患者躯体功能。

1 抗阻运动

抗阻运动可促进蛋白质吸收，有效增加肌肉数量和力量，改善步行速度、步行距离和日常活动能力，并降低跌倒风险。建议在专业人员的指导和监测下，每周进行 3 ~ 5 天的抗阻运动，每天至少 10 min。

2 有氧运动

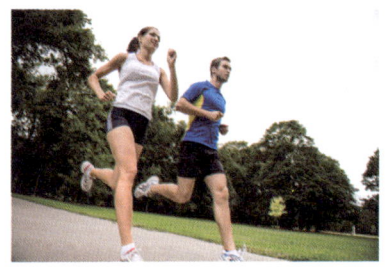

▲ 图 4-12　有氧运动

有氧运动（图 4-12）可增加肌肉耐力，改善心肺功能，减少体脂量，降低炎症水平。

3 柔韧性训练与平衡训练

柔韧性训练与平衡训练有助于保持整体的健康状况。建议柔韧性训练每周至少 2 天，每天进行 10 min，包括颈、肩、肘、腕、髋、膝、踝关节等部位。平衡训练每周进行 3 次以上。

十三、骨质疏松

骨质疏松是一种以骨量减少、骨组织微结构损坏，导致骨的脆性增加、容易发生骨折为特征的全身性骨病，和年龄相关，其发病率随着年龄增长而增高。主要临床症状包括疼痛、驼背、骨折等。双能 X 射线吸收法（dual energy X-ray absorptiometry, DXA）测量骨密度是目前通用的骨质疏松诊断依据。DXA 测量的骨密度通常需要转换为 T 值（T-score），对于绝经后女性、50 岁及以上男性，推荐使用DXA测量的中轴骨（腰椎1～4节、股骨颈或全髋部）骨密度或桡骨远端1/3骨密度的T值≤ -2.5作为骨质疏松的诊断标准。对于儿童、绝经前女性和50岁以下男性，其骨密度水平的判断建议用同种族的Z值表示。Z值≤ -2.0视为低骨量。骨质疏松会增加骨折的风险，骨折后可能会出现慢性疼痛，还会引发背痛和身高变化，进而影响行走和日常活动。

（一）膳食营养食疗原则

1 保证优质蛋白质摄入

每天优先选择鱼、畜、禽类等动物性食物。保证蛋白质充足，在RNI范围内。蛋白质供能占15%左右。

2 保证充分钙的摄入

推荐一般成人钙摄入量为每日800 mg，中老年人每日1000 mg，保证奶及奶制品的摄入，每日摄入液态奶300 ml；必要时可采用钙剂或钙强化食品来补钙，但总钙摄入量不超过2000 mg。可经常吃豆制品，适量吃坚果。

3 补充维生素D

一般钙剂不易被人体吸收，维生素D能促进钙在肠道内吸收，防治骨质疏松。

4 足量饮水，不喝含糖饮料

成人每天饮用7～8杯水（1500～1700 ml），提倡饮用白开水和淡茶水；不喝含糖饮料、咖啡及碳酸饮料，以免造成骨质流失。

5 清淡饮食，戒烟限酒

少吃高盐和油炸食品。成人每日摄入食盐不超过5 g，摄入烹调油25～30 g。少食用烟熏和腌制肉制品。戒烟限酒。

（二）食养食疗方案

食养食疗目标：对于预防和治疗骨质疏松，首先要保证全天钙的摄入，维持血钙和维生素 D 水平稳定是维护骨骼健康、防治骨质疏松的基础。

方案举例：52 岁成年男性，身高 175 cm，体重 70 kg，患有骨质疏松。每日能量摄入可按 25 ~ 30 kcal/kg（理想体重）计算。该患者每日需要摄入能量 1750 ~ 2100 kcal，钙 1000 ~ 1500 mg，主副食合理搭配。推荐骨质疏松患者使用的食谱见表 4-16。

▼ 表 4-16　骨质疏松患者食谱举例

餐次	菜肴名称
早餐	馒头（标准粉 50 g） 煮鸡蛋（鸡蛋 50 g） 脱脂牛奶（250 ml） 凉拌金针菇（金针菇 50 g）
加餐	苹果（100 g）
中餐	蒸米饭（大米 125 g） 豆腐干青椒炒肉（豆腐干 50 g，青椒 100 g，瘦猪肉 100 g） 清炒西兰花（西兰花 200 g） 虾皮紫菜蛋花汤（虾皮 2 g，紫菜 2 g，鸡蛋 50 g）
加餐	酸奶（150 ml） 橙子（100 g）
晚餐	蒸米饭（大米 125 g） 清蒸草鱼（草鱼 150 g） 炒油菜（油菜 200 g） 海带冬瓜汤（海带 25 g，冬瓜 125 g）

油、盐全天总用量：植物油 20 g，添加盐不超过 5 g。必要时补充钙、维生素 D 或 K_2。

（三）骨质疏松食药同源方

1 豆腐菠菜汤

原料配方：豆腐 150 g、菠菜 150 g、鸡汤 800 ml、鱼精 3 g、

香油 2 ml。

功效：豆腐有抗氧化的功效。其含有的植物雌激素能保护血管内皮细胞，使其不被氧化破坏。经常食用对减少骨骼系统、血管系统的氧化破坏有益，也可预防骨质疏松、乳腺癌和前列腺癌的发生。

制作方法：将豆腐切成丁，用开水焯一下，捞出；在 800 ml 鸡汤中放入豆腐、精盐，炖煮 5 min，豆腐浮起后将菠菜洗净切碎，撒入锅中，加入鱼精，滴上香油，出锅即可。

饮用剂量：每周 2～3 次，每次 150～200 ml。

适用于老年骨质疏松脾胃虚弱者。

2 牛肉珍菇汤

原料配方：牛肉 500 g、香菇 100 g、鱼精 5 g、大料 5 g、姜 10 g、葱 5 g、精盐 2 g。

功效：牛肉含有丰富的蛋白质，氨基酸组成比猪肉更接近人体。能提高机体抗病能力，特别适宜生长发育及手术后、病后调养者补充失血、修复组织。寒冬食牛肉，有暖胃作用，为寒冬补益佳品。中医认为，牛肉有补中益气、滋养脾胃、强健筋骨、化痰息风、止涎的功效。适用于中气下陷、气短体虚、筋骨酸软、贫血久病及面黄目眩之人食用。香菇又称香菌、冬菇，由于它味道鲜美，香气沁人，营养丰富，位列草菇、平菇之上，素有"植物皇后"之誉，为"山珍"之一。香菇具有高蛋白、低脂肪、多糖、多种氨基酸和多种维生素的营养特点，对降低胆固醇和血压有一定益处。

制作方法：将牛肉、香菇焯水洗净，切段，香菇去根；加调料后放入牛肉、香菇炖煮 120 min 即可饮用。

饮用剂量：每周 1～2 次，每次 300～350 ml。

适用于老年骨质疏松气血不足者。

3 牡蛎韭菜汤

原料配方：鲜牡蛎肉 200 g、韭菜 150 g、胡萝卜 100 g、鱼精 3 g、精盐 2 g、水淀粉 10 g、鸡汤 800 ml。

功效：韭菜别名壮阳草、起阳草，古称长生韭，原产东亚，有人称它为"春菜第一美食"。韭菜性温，味辛，具有补肾起阳、行气理血、益肝健胃、润肠通便、增进食欲、改善消化功能。牡蛎味甘、性温，无毒。可治伤寒寒热、温症、风症，消气，长期服用能壮筋骨，辟邪，延年益寿；去除在骨节之间的热结、虚热、心中烦闷，疼痛气结；能止汗止渴，除淤血，治早泄，充实大小肠。

制作方法：牡蛎去皮壳残渣，洗净韭菜并切碎，胡萝卜去皮洗净后切成丁；将鸡汤放到炒锅内加鱼精、精盐烧开，放入胡萝卜丁；加入水淀粉，将韭菜、牡蛎肉同时下锅，变色即可。

饮用剂量：每周 1 ~ 2 次，每次 200 ~ 300 ml。

适用于老年骨质疏松脾肾阳虚者。

十四、认知障碍

认知障碍（cognitive disorder）指学习记忆及思维判断能力出现异常，是一种常见的老年期以记忆障碍为主要临床特征的神经系统退行性病变，是阿尔茨海默病的核心表现。由于人口基数大，我国是世界上认知障碍患者最多的国家，60 岁及以上的认知障碍患者有 1507 万人，严重危害我国老年人健康和生活质量。膳食营养可影响认知功能减退的发生发展。

（一）膳食营养食疗原则

目前国外有 3 种健康膳食模式可以有效地预防认知障碍，包括地中海膳食、DASH 膳食和 MIND 饮食（即地中海膳食和 DASH 膳食的结合）。基于现代营养学、中医学、神经内科学理论以及最新的研究证据，对认知障碍患者提出以下 5 条食养原则。

1 食物多样，多吃粗粮，减少饱和脂肪酸和糖类的摄入

应保持食物的多样性，每日 12 种以上，每周 25 种以上，多吃粗粮等全谷类食物、少吃添加糖食物，有利于降低认知功能衰退的

发生风险。多吃豆类、全谷物和坚果；建议优先选择禽肉和水产品；同时，减少饱和脂肪酸和胆固醇的摄入，如动物内脏、肥肉、糕点/糖果、油炸食品/快餐等。MIND饮食认为应多吃健康的食物，如绿叶蔬菜、其他蔬菜、坚果、豆类、浆果、全谷物、鱼类、家禽、橄榄油等；应少吃不健康的食物，如红肉、黄油、奶酪、糕点/糖果和油炸食品/快餐。保持健康的体重，预防心血管疾病可减少认知障碍的患病风险。

❷ 多吃深色蔬菜和水果，增加浆果和坚果的摄入

蔬菜、水果中含有丰富的维生素和矿物质，可预防认知障碍。对叶酸缺乏或不足引发的轻度认知障碍老年人补充叶酸（400～800 μg/d）可以改善其认知功能，改善维生素B_6和维生素D营养状况可降低老年人认知相关疾病的发生风险。膳食胆碱、磷脂酰胆碱和甜菜碱的摄入有利于老年认知功能的改善；如多吃蔬菜、水果，尤其是绿叶蔬菜和浆果；坚果中含有较多蛋白质和$n-3$多不饱和脂肪酸，有利于防治认知障碍，可适量增加坚果的摄入量。

❸ 优质蛋白食物充足，适当摄入鱼禽畜、豆蛋奶

适当增加优质蛋白的摄入，可预防认知障碍，尤其是含$n-3$多不饱和脂肪酸多的深海鱼类，可预防动脉粥样硬化，减少认知障碍的发生风险。可适当增加鱼禽畜、豆蛋奶的摄入。

❹ 少盐控油，避免过度烹调食物

摄入过多盐易导致高血压，摄入过多油脂和精制糖容易导致肥胖，过度烹调食物容易产生糖基化终产物，均会增加认知障碍的风险；应控制每日盐摄入不超过5 g，精制糖每日不超过25 g，烹调方式以清蒸、炖、焖、煮为主，少采用煎、炸、烧烤等过度加工方式烹调食物。

5 适当运动，保持好心态；生活规律，保证充足睡眠

适当运动，保持良好的心态，作息规律，保证每日睡眠 7～8 h，可预防认知障碍。

（二）食养食疗方案

食养食疗目标：适当增加蛋白质和 $n-3$ 多不饱和脂肪酸含量丰富的食物摄入，增加浆果和坚果的摄入量。蛋白质饮食要求每日蛋白质摄入 1.0～1.2 g/kg（理想体重），能量为 30 kcal/kg（理想体重），保持膳食营养素充足，预防营养不良。

方案举例：65 岁成年男性，身高 165 cm，体重 60 kg，患有认知障碍。设计一日三餐，如出现体重下降或其他特殊情况需咨询专科医师或临床营养师。推荐认知障碍患者使用的食谱见表 4-17。

▼ 表 4-17　认知障碍患者食谱举例

餐次	菜肴名称
早餐	牛奶（250 ml） 鸡蛋番茄打卤面条（鸡蛋 50 g，番茄 50 g，面条 50 g）
加餐	葡萄（200 g）
中餐	二米饭（大米 80 g，黑米 20 g） 清蒸太阳鱼（太阳鱼 100 g） 蒜蓉炒上海青（上海青 200 g，蒜 30 g）
加餐	核桃（25 g）
晚餐	二米饭（大米 80 g，红米 20 g） 客家酿豆腐（瘦肉 50 g，豆腐 50 g） 水煮菜心（菜心 200 g）

油、盐全天总用量：植物油 25 g，盐 4 g。以上食谱可提供蛋白质 78.6 g、脂肪 60.0 g、碳水化合物 237.9 g、钠 2204.35 mg；宏量营养素占总能量比为：蛋白质 17%、脂肪 30%、碳水化合物 51%

（三）认知障碍食药同源方

1. 苹果桑椹汤

原料配方：苹果 1 个、桑椹 200 g、大枣 15 g、矿泉水 800 ml。

功效：苹果益智，增强记忆力。桑椹具有生津止渴、促进消化、助排便等作用，适量食用能促进胃液分泌，刺激肠蠕动及解除燥热。大枣可以抗过敏，宁心安神，益智健脑。

制作方法：去苹果外皮，洗净切块；砂锅加水，放入原料炖煮 30 min，即可取第一道汤；再用热水壶烧开水，倒入砂锅浸泡 10 min，取第二道汤；剩余大枣煮熟后可食之。

饮用剂量：每周 2~3 次，每次 150~200 ml。

适用于老年痴呆肝肾不足者。

2. 汽锅人参汤

原料配方：人参 100 g、鸡肉 300 g、高汤精 5 g、大料 5 g、食盐 3 g、葱 6 g、姜 10 g。

功效：根据《神农本草经》，人参补五脏、安精神、定魂魄、止惊悸、除邪气、明目、开心益智等。

制作方法：使用特制的汽锅；将原料切块焯水，加调料，分别装到汽锅中（不加水）；上汽锅蒸 45 min 即可。

饮用剂量：每月 1~2 次，每次 100~150 g。

适用于老年痴呆气虚者。

十五、便秘

便秘是指排便次数减少、排便困难或者排便不完全的情况。成人每周排便频率少于 3 次，或者排便时感到困难、疼痛、不适，大便干燥、坚硬，都可以被认为是便秘。

便秘可能是暂时的，也可能是慢性的。暂时性便秘通常由于饮食、生活习惯或者情绪等因素引起，可以通过改变饮食、增加运动、保持规律的生活习惯等来缓解。慢性便秘可能与生理疾病、神经系统疾病或者消化系统问题有关,需要进行进一步的医学检查和治疗。通常说的便秘一般指暂时性便秘,本文简称为便秘。

饮食与便秘密切相关,尤其是膳食纤维摄入量,另外众多能够影响肠道菌群的膳食因素也与便秘的发生有关。

(一) 膳食营养食疗原则

以下原则针对常见的成年人便秘。膳食调理和运动对于便秘问题的改善是一个辅助性手段,对于慢性便秘或者存在其他潜在健康问题的情况,建议及时就医并寻求专业医生的指导。

❶ 多摄入蔬菜、水果、全谷物,增加膳食纤维

膳食纤维对于促进肠道蠕动和排便非常重要。增加富含膳食纤维的食物,如燕麦、水果、蔬菜、全谷类食物等,每日膳食纤维的摄入量达到 25 g。必要时也可考虑补充膳食纤维或通便类的食药物质。

❷ 多喝水,保持肠道通畅

保持充足的水分摄入对于软化大便、促进排便非常重要。成年男性对水的适宜摄入量为 1700 ml/d,女性为 1500 ml/d。每天主动足量饮水,推荐喝白开水或淡茶水,不喝或少喝含糖饮料。

❸ 适量补充益生菌和益生元

益生菌有助于维持肠道菌群平衡,促进肠道蠕动;而益生元则有助于益生菌的生长和繁殖。可通过摄入酸奶、发酵食品、高纤维食物、补充益生菌或益生元产品等来增加益生菌和益生元的摄入。过多摄入高糖、高脂食物可能影响肠道菌群平衡,增加便秘风险。

❹ 增加运动,生活规律

适量的运动可以促进肠道蠕动,增加代谢率,促进消化系统的正常运转,有助于改善肠道功能,增加蠕动和排便,减少便秘的发

生。另外,运动有助于改善身体的血液循环,包括肠道的血液供应,适量运动还有助于缓解压力和焦虑,而这些因素与便秘有一定的关联。

5 辅助肠道通畅

蜂蜜、油脂的补充可能有助于润滑肠道和排便。尤其对于老年人,润滑作用非常重要。

6 适当忌口

避免食用难以消化的食物,尤其是要少吃干燥、硬度过大或者多渣的食品。也要适当控制饮酒,饮酒会加重便秘。

(二)食养食疗方案

遵循《中国居民膳食指南(2022)》膳食准则,通过饮食调整,增加膳食纤维摄入量,适量运动,适当增加通便类食物,达到缓解便秘的目的。

方案举例:通常饮食和运动可以缓解便秘。在实际情况中,患者可寻求临床和注册营养师或医师进行指导,设计带量食谱和定量运动。52岁成年男性,身高178 cm,体重72 kg,从事办公室工作,近期每周排便2~3次。根据患者身高、体重、体力活动设计食谱。该患者BMI 22.7 kg/m^2,能量供应按DRIs计算,每日需摄入总能量1950 kcal,蛋白质65 g。每日摄入谷薯类350 g,瘦肉/水产类150 g,牛奶300 ml,鸡蛋50 g,蔬菜500 g,水果200 g,植物油25 g。推荐便秘患者使用的食谱见表4-18。

▼ 表4-18 便秘患者食谱举例

餐次	菜肴名称
早餐	红薯小米粥(红薯150 g,小米15 g) 酸奶(150 ml) 鸡蛋(50 g)
加餐	香蕉(100 g)

续表

餐次	菜肴名称
中餐	清蒸鲈鱼（鲈鱼 100 g，洋葱 20 g）
	清炒韭菜（韭菜，200 g）
	蔬菜炒饭（大米 50 g，胡萝卜 50 g，豌豆 50 g）
加餐	苹果（100～150 g）
晚餐	紫菜汤（紫菜 10 g）
	菠菜炒肉（菠菜 150 g，瘦猪肉 50 g，洋葱 10 g）
	糙米饭（糙米 150 g）

油、盐全天总用量：植物油 25 g，盐 5 g。以上食谱提供能量 1945 kcal、蛋白质 80.1 g、脂肪 47.95 g、碳水化合物 298.2 g、膳食纤维 27 g、钠 1038.33 mg；宏量营养素占总能量比为：蛋白质 17%、脂肪 22%、碳水化合物 61%。提示：慢跑、游泳、球类等运动有助于肠道正常蠕动、提高消化排泄功能

（三）便秘食药同源方

1 芝麻栗子糕

原料配方：芝麻仁 30 g、栗子粉 40 g、玉米面 60 g、蜂蜜 5 g。

功效：此方补肾润肠通便。适用于便秘之气虚便秘，症见腰膝酸软，小便频数，夜间多尿，遗尿，劳倦内伤，脘腹隐痛等。可用于习惯性便秘或产后便秘的辅助治疗。

制法方法：先将芝麻仁打碎，放进玉米面中拌匀，再加入栗子粉、蜂蜜，以水和面蒸糕，作为早餐食用。

2 芝麻归杏粥

原料配方：黑芝麻 60 g、甜杏仁 30 g、粳米 90 g、当归 10 g、白糖 5 g。

功效：此方养血润肠通便。适用于便秘之血虚便秘，症见大便干结难解，面色无华，唇甲色淡，头晕，心悸，舌淡，脉细等。可用于习惯性便秘或贫血的辅助治疗。

制作方法：黑芝麻、甜杏仁、粳米浸水后磨成糊状煮熟，当归、

白糖煎水调服。适量服用。

3 百合蜂蜜饮

原料配方：百合 50 g、蜂蜜 10 g。

功效：滋阴润肠通便。适用于便秘之阴虚便秘，症见大便干结如羊粪，手足心热，咽干口燥，或见颧红，盗汗，低热，腰膝酸软，舌嫩红，苔少，脉细数等。可用于习惯性便秘、慢性肺炎的辅助治疗。

制作方法：将百合入锅，加水煮至熟透，倒进蜂蜜调匀。常服食。

十六、其他

营养相关性疾病除了以上慢性病以外，由于长期膳食营养不合理或者某些营养素摄入不足，可直接导致相关营养缺乏或营养缺乏病，常见的有营养性贫血、低体重营养不良、生长迟缓、碘缺乏（病）等；食物不耐受或过敏的问题也具有发病缓慢，治愈时间长等特点。

食养食疗目标：针对营养缺乏问题，提出相应的食养食疗方案，包括食养食疗原则、具体方案，以及食物搭配和膳食安排，以有效改善营养缺乏或减少营养缺乏（病）的发生。

（一）营养性贫血

营养性贫血是指因机体缺乏某些营养物质，如铁、叶酸、维生素 B_{12} 等，致使造血功能低下，使血红蛋白（Hb）的形成或红细胞的生成减少的一种营养缺乏性疾病。营养性贫血多发于婴幼儿、孕妇、乳母、老年人群。我国贫血诊断标准为：成年男性 Hb < 120 g/L，成年女性 Hb < 110 g/L；儿童 Hb < 110 g/L，孕妇 Hb < 100 g/L。血红蛋白可帮助红细胞向全身输送氧，血红蛋白水平较低时，身体可能无法获得足够的氧，从而出现头昏、乏力、心悸、气促等贫血症状。

1 膳食营养食疗原则

食疗目标：通过膳食满足贫血患者蛋白质、铁、维生素等营养需要，改善其相关营养状况，纠正贫血，促进健康。具体食疗原则有以下 4 条推荐：①食用富含优质蛋白的食物；②食用富含维生素 C 的蔬菜或水果；③食用富含铁的食物；④选用营养补充食品，补充造血原料。

2 食养食疗方案

例如一位临界贫血的女性，Hb 105 g/L。食养食疗的具体方案可按一天分餐次（早、中、晚）进行食养膳食食谱安排，以下为一日三餐膳食（非带量）主要食物搭配安排（可根据不同人群实际情况确定摄入量）。

早餐：红枣燕麦粥、炝拌菠菜、蛋饼。

中餐：米饭、洋葱炒猪肝、番茄炖牛肉。

晚餐：发面蒸饼、青椒蘑菇炒肉片、清蒸鲤鱼、黑木耳红枣汤。

每日食谱应保证每日铁的摄入量在 12 ~ 20 mg。通过多吃猪肝、红肉以及补充铁营养素来纠正贫血。

（二）低体重营养不良

低体重营养不良包括体重低下和消瘦，指各种原因造成体重低于正常值的一种状态。低体重营养不良患者膳食能量摄入不足和（或）蛋白质摄入不足，也可能伴有多种微量营养素缺乏。儿童青少年的体重低下是指按年龄的体重低于同性别、同年龄儿童 2 个标准差（2SD）或 Z 评分 < -2；消瘦是指按身长（高）的体重低于同性别、同身长（高）儿童 2SD 或 Z 评分 < -2。成年人或老年人的低体重是指 BMI 分别低于 18.5 kg/m^2、20.0 kg/m^2，或体重低于理想体重的 10%。在临床上，低体重指体重低于理想体重的 10%，消瘦指低于理想体重的 20%。

1 膳食营养食疗原则

食疗目标：通过膳食提供充足能量、优质蛋白为主的健康食谱，满足其全面均衡的营养需要，改善其相关营养状况。

对于儿童，食疗原则有以下5条推荐：①食用富含充足能量和优质蛋白的食物；②多吃维生素、矿物质含量高的蔬菜和水果（图4-13）；③作息规律，睡眠充足；④适量的营养补充；⑤定期监测，保持适宜体重增长。

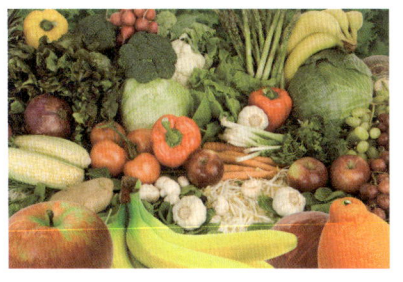

▲ 图4-13 蔬菜和水果

对于成人或老年人，还应注意以下两点：①摄入加工细软的食物；②进行适宜的身体活动，保持自理能力。

2 食养食疗方案

例如65岁老年女性，BMI为19.8 kg/m^2，低于老年人正常BMI范围（20～26.9 kg/m^2），血脂略高。食谱举例如下。

早餐：发糕、西兰花、豆腐脑、油条。

加餐：纯牛奶或酸奶一盒。

中餐：米饭、素炒三丝（胡萝卜、豆芽、青椒）、番茄萝卜炖牛肉。

加餐：核桃或其他坚果一把。

晚餐：发面蒸饼、青瓜炒鸡胸肉、清蒸鲥鱼、油菜蛋花汤。

摄入能量不少于1700 kcal，蛋白质、碳水化合物、脂肪按正常比例摄入。

（三）生长迟缓

生长迟缓是身高低于同年龄同性别正常身高标准参照值的一种营养不良类型，反映了儿童长期的膳食营养失衡。

1. 膳食营养食疗原则

食疗目标：通过膳食满足生长迟缓患儿充足能量以及蛋白质、维生素和矿物质等营养素需要，通过体检定期监测生长动态变化，重点关注能量和蛋白质的摄入情况，促进其健康成长。具体食疗原则有以下 5 条推荐：①充足能量摄入，膳食平衡；②选择营养素密度高的食物；③培养健康饮食行为；④作息规律，充足睡眠；⑤每日保证户外身体活动至少 2 h。

2. 食养食疗方案

以确定能量和三大营养素充足为前提，同时保证微量营养素的供给来设计食养食疗方案。以下为一日膳食（非带量）主要食物搭配安排，可根据不同年龄、身体活动水平、生长迟缓程度等实际情况确定摄入量。

早餐：花卷（小麦面粉、少量红糖）、圣女果、米粥、煮鸡蛋。
加餐：纯牛奶或酸奶。
中餐：米饭、红烧肉、素炒西兰花。
加餐：橙子、葵花子。
晚餐：蛋炒饭、炒菠菜（肉片或肝片）、丝瓜烧豆腐。

按照儿童 9 岁身高低于 2SD 计算，其每日能量供给应在 1800 kcal 以上，蛋白质、脂肪、碳水化合物等营养素要充足。

（四）碘缺乏病

碘缺乏病（iodine deficiency disorder，IDD）是指由于自然环境碘缺乏或膳食因素造成机体碘营养不良所表现的一组疾病的总称，包括地方性甲状腺肿大，地方性克汀病、地方性亚临床克汀病，胎儿流产、早产、死产、先天畸形等。碘缺乏病对全人群普遍存在影响。依据 2007 年 WHO、国际儿童基金会和国际控制碘缺乏病理事会推荐的人群碘营养评价标准：儿童尿碘中位数 < 100 μg/L 为碘摄入量不足，100 ~ 199 μg/L 为碘摄入量适宜，200 ~ 299 μg/L 为碘摄入量超适宜水平，≥ 300 μg/L 为碘摄入过量；孕妇尿碘中位数 < 150 μg/L

为碘摄入量不足，150 ~ 249 μg/L 为碘摄入量适宜，250 ~ 499 μg/L 为碘摄入量超适宜水平，≥ 500 μg/L 为碘摄入过量。

1 膳食营养食疗原则

食疗目标：通过膳食和饮水的合理搭配，持续保障碘缺乏病患者及碘缺乏人群的每日碘适宜摄入量，改善碘相关营养状态，缓解碘缺乏病的临床表现，预防和避免产生不可逆的健康损害。具体食疗原则有以下3条推荐：①食用碘盐；②食用富含碘的食物；③选用碘强化食品。

2 食养食疗方案

正常食用碘盐和含碘食物（如海带，图4-14）可满足日常机体对碘的需要，可根据碘缺乏严重程度调整每日食用餐量和频率，或到医院就诊。

常见含碘食物见表4-19。

▼ 表4-19　常见含碘食物及其碘含量

食物名称	碘含量（μg/100g）	食物名称	碘含量（μg/100g）
紫菜（干，甘肃）	171 465	桃汁	87.4
海带（干）	36 240	虾米	82.5
海草	15 982	草莓汁	61.9
海带（深海，冷鲜）	4210	木耳（黑，干）	59.3
螺旋藻	3830	豆腐干	46.2
苔菜	3486	肉松	37.7
海苔	2427	豆腐	36.9
贻贝	346.0	香米（黑）	20.6
虾皮	264.5	青稞仁	14.3
海藻饮料	184.5	松子仁	12.3

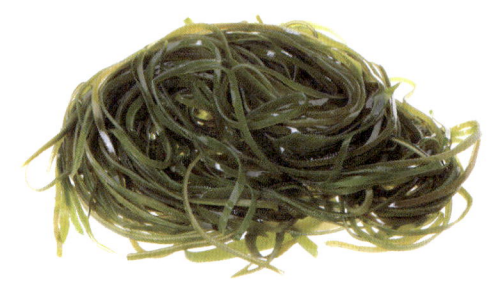

▲ 图 4-14　海带

（五）老年胃肠疾病

老年人由于身体功能退化，消化系统的健康状况也会受到影响，常见的老年胃肠疾病包括消化不良、慢性胃炎、胃溃疡、胃肠肿瘤等。

❶ 膳食营养食疗原则

食疗目标：遵循膳食指南，提供均衡、易消化的膳食，以满足身体需求并减少消化系统负担。包括摄入足够的蛋白质、维生素和矿物质，同时避免摄入刺激性食物和高脂肪食物。具体食疗原则包括：①在保持良好食欲、食物多样、清淡易消化饮食的同时，摄入足够的优质蛋白，如鸡蛋、牛奶、鱼肉、禽肉等，常吃大豆制品和菌菇类；②多吃蔬菜、水果和全谷物；③根据需要选择食药同源物质；④坚持健身与益智活动，促进身心健康。

❷ 食养食疗方案

选择易消化、温和的食物，多采用煮、蒸、炖等烹饪方式，避免刺激性食物。在医生指导下，适当摄入营养素补充剂、益生菌、膳食纤维等，有助于改善肠道菌群，促进消化。保持良好的心态，避免精神压力过大。定期进行胃肠镜检查，及时发现和治疗胃肠疾病。对于一些高龄老年人，如果牙齿不好，要考虑将食物加工成易食食品，精细烹调，少食多餐。

③ 老年胃肠疾病食药同源方

（1）姜母老鸭汤

原料配方：生老姜 150 g、白条鸭 1 只（约 1500 g）、鱼精 5 g、葱 20 g、料酒 15 ml、精盐 5 g、水 2000 ml。

功效：鸭肉中的蛋白质含量为 16% ~ 25%，比畜肉含量高得多，鸭肉脂肪适中且分布较均匀，主要是不饱和脂肪酸，因此熔点低，易于消化。生姜是传统的治疗恶心、呕吐的中药，有"呕家圣药"之誉。生姜还具有解毒杀菌、促进血行、驱散寒邪的作用。

制作方法：将鸭子切成块状，焯水，去掉血沫；用砂锅加水装入原料和调料炖煮 90 min，加盐再炖 5 min 即可；取汤，吃肉。

饮用剂量：每周 1 次，每次 200 ~ 300 ml。

适用于老年胃肠疾病脾胃虚寒者。

（2）羊蹄汤

原料配方：羊蹄 6 只、胡萝卜 1 根、豆腐 200 g、香油 2 ml、鱼精 5 g、香菜 15 g、精盐 3 g、姜 10 g、葱 10 g、水 1500 ml。

功效：胡萝卜性平，味微苦甘辛，可下气补中，补肝益肺。胡萝卜中的植物纤维吸水性强，在肠道中容易膨胀，可加强肠道蠕动，从而利胃宽肠。

制作方法：将羊蹄洗净加调料炖煮 120 min，取汤；将豆腐、胡萝卜、葱切成丁，将豆腐放入羊汤内炖煮 5 min，再加进胡萝卜、葱、香菜等。

饮用剂量：每周 1 次，每次 200 ~ 300 ml。

适用于老年胃肠疾病肠道蠕动功能下降者。

（3）冬季开胃汤

原料配方：山楂 150 g、陈皮 30 g、水 850 ml。

功效：山楂能防治心血管疾病，具有扩张血管、增加冠状动脉血流量、改善心脏活力、兴奋中枢神经系统、降低血压和胆固醇、软化血管、利尿和镇静等作用。山楂酸还有强心作用，对老年人心脏有益。陈皮具有理气健脾、行气止痛、促进消化、止咳化痰、抗炎抗菌、疏肝理气的功效，对老年胃肠疾病者有益。

制作方法：将原料洗净，放到砂锅内煮 30 min，可取汤饮用。

饮用剂量：每周 1～2 次，每次 200～300 ml。

适用于老年胃肠疾病痰湿内蕴者。

（4）四君子汤

原料配方：甘草 10 g、人参 20 g、茯苓 10 g、白术 10 g、鸡汤 750 ml。

功效：甘草味甘，入脾、胃、心、肺经，补脾益胃，润肺止咳？缓急止痛，解毒，调和诸药。人参入脾、肺、心经，大补元气，健脾益肺，宁神益智，生津止渴。白术味甘、苦，性温，入脾、肺经，益气健脾，燥湿消痰，利水止汗。茯苓味甘、淡，性平，无毒，利水渗湿，宁心安神，健脾胃。

制作方法：将原料洗净放到砂锅内加鸡汤，炖煮 45 min，取第一道汤；再加一次鸡汤可取第二道汤。

饮用剂量：每周 1 次，每次 250～300 ml。

适用于老年胃肠疾病脾胃气虚者。

（六）食物过敏

食物过敏是由于某种食物或食品添加剂等引起的机体免疫球蛋白 IgE 介导或非 IgE 介导的免疫反应，而导致消化系统或全身性的过敏反应。简单来讲，食物过敏即一种免疫系统异常反应，在摄入某些食物时产生过敏反应，引起身体不适。过敏者一般会在接触致敏性食物后立即出现皮肤发红、瘙痒、皮疹、血管性水肿等皮肤症状，也会出现呕吐、腹泻等肠道症状，其中最严重的后果，也是食物过敏反应中最极端的状况——可能致命的过敏性休克。食物过敏发病迅速，症状严重，因此食物过敏患者应避免接触致敏性食物，同时通过食养来维持身体所需的营养平衡和免疫功能。

1 膳食营养食疗原则

食疗目标：通过避免或减少致敏性食物的摄入，同时确保身体获得足够的营养支持，以缓解过敏症状，维持免疫功能，促进身体康复。具体食疗原则有以下 5 条：①避免摄入致敏性食物（图

4-15）；②选择低致敏性食物；③增加抗过敏食物的摄入；④补充营养素；⑤适当摄入膳食纤维和益生菌等以促进肠道菌群健康态。

❷ 食养食疗方案

食养食疗的具体方案可按照以上原则并以中国居民平衡膳食宝塔（2022年）（图3-1）为参考，制定安全、营养的食养食疗方案。

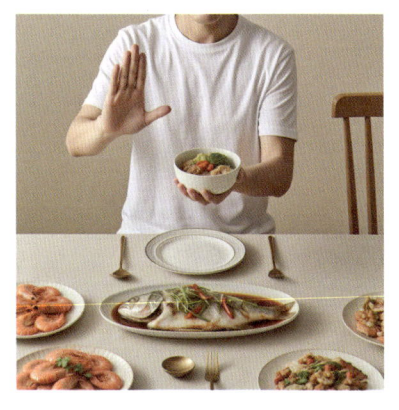

▲ 图 4-15　避免摄入致敏性食物

对于过敏人群，第一，避免摄入已知致敏性食物。如膳食宝塔第一层谷类中，包括小麦面粉、大米、玉米、高粱、小米、燕麦、荞麦等，其中最常见的是小麦过敏，那么在回避小麦及其制品后，其实还可以有多种选择，如蒸玉米、燕麦粥等。第二，在膳食宝塔同一层寻找可替代的同类食物，这样的替代选择可以有效保证营养充足，并确保膳食的多样性和均衡性。

对鸡蛋、牛奶、花生、小麦、大豆、鱼、虾、贝类过敏者，在选择替代食物时可以遵守如下原则。①选择氨基酸配方或深度水解蛋白配方奶粉；②对单一食物过敏者，可以通过回避过敏食物，由其他食物供应营养（表4-20）；③对多种食物过敏者，可以选择低过敏原食物配方，如大米、绿豆、羊肉、黄瓜、菜花、梨、苹果、香蕉、菜籽油等。

▼ 表 4-20　常见过敏原食物及替代食物

过敏原食物	替代食物
鸡蛋	猪肉、鸡肉、牛肉、鱼、虾、大豆、豆腐等
牛奶	豆奶、氨基酸配方或深度水解蛋白配方奶粉
花生	瓜子、核桃、榛子等
小麦	大米、小米等
大豆	绿豆、红豆、芸豆等
鱼、虾、贝类	猪肉、牛肉、鸡肉、鸡蛋等

常用医院膳食和营养治疗

随着医学和营养学的发展，营养治疗对患者疾病康复的重要性逐渐得到重视。营养治疗可以覆盖各类疾病，其手段可概括为：膳食治疗、营养筛查和评定、肠内营养支持治疗、肠外营养支持治疗等。到了 20 世纪中叶，医院膳食已经成为医院提供的标准服务的重要部分。在当今社会，医院膳食在医疗服务中具有重要地位，大部分医院均开设临床营养科，配备专业的营养医师和临床营养师团队，根据患者的病情提供个性化的膳食设计、营养咨询和营养治疗服务。

膳食是患者摄取营养的主要途径，医院膳食是疾病的基础治疗，不仅可以满足患者的营养需求，而且可提高药物、手术等治疗的耐受性。良好的营养状况能够增强患者的免疫力，减轻疾病负担，提高患者的生活质量。尤其在围手术期提供必要的营养治疗，可减少术中和术后的并发症发生风险，加快患者康复。

医院膳食是根据人体的基本营养需要和各种疾病的治疗需求而制定的。医院膳食食谱通常由临床营养师设计，医院厨房根据食谱制作。患者入院后需常规进行营养风险筛查，对于没有营养风险或营养风险较低的住院患者，按照个体要求提供医院基本膳食、治疗膳食。对于高营养风险或营养不良的患者，提供特殊配制膳食或 FSMP。

医院膳食通常涉及食物质地改变、营养素调整以及适应患者功能需求的膳食改变，医院膳食是患者获取营养的主要途径，是达到治疗目标的手段之一。通常可分为医院基本膳食、医院治疗膳食、代谢诊断膳食、儿科膳食、特殊食品等。

一、医院基本膳食

医院基本膳食是患者膳食的基础。一般住院患者中有 50% 以上采用此类膳食。医院基本膳食主要分为普通膳食（图 5-1）、软食、半流质膳食（图 5-2）和流质膳食（图 5-3），其中软食、半流质膳食和流质膳食是调整了食物质地的膳食。医院基本膳食种类、适用对象及膳食原则见表 5-1。

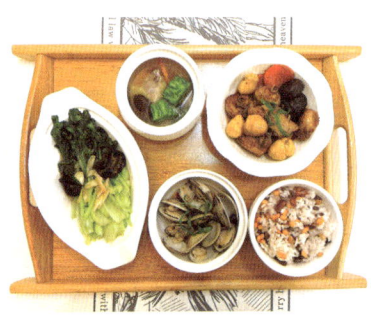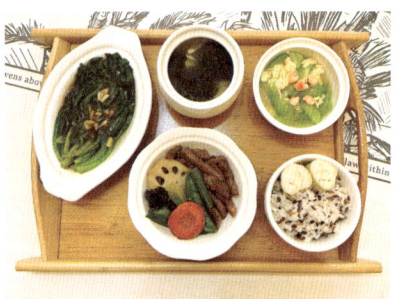

▲ 图 5-1　普通膳食

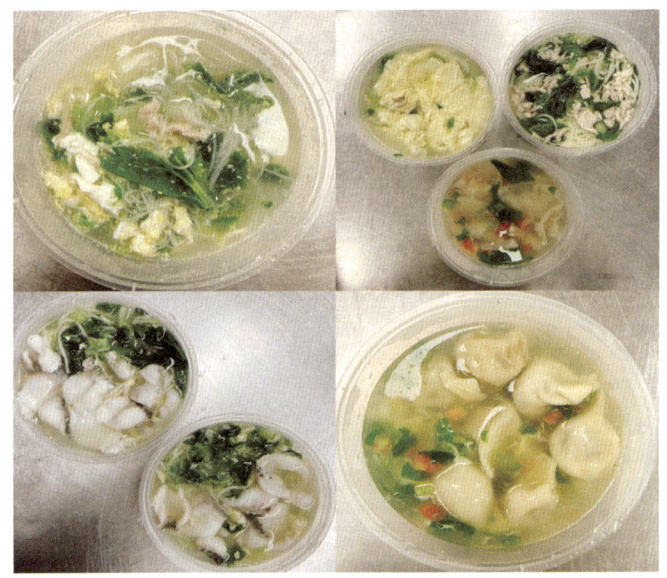

▲ 图 5-2　半流质膳食

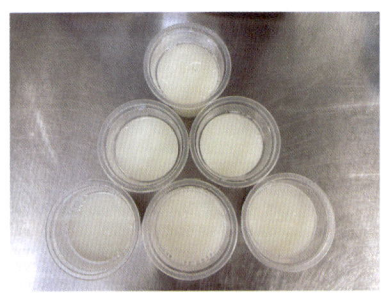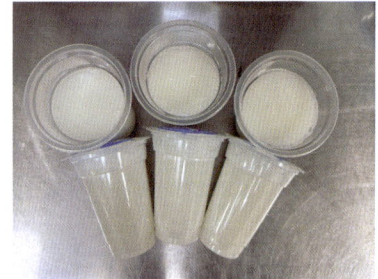

▲ 图 5-3　流质膳食

▼ 表 5-1　医院基本膳食

种类	适用对象	膳食原则
普通膳食	用于消化吸收功能正常，咀嚼功能正常，体温正常或接近正常，不需限制任何营养素的恢复期患者	接近正常人膳食，对营养素种类及含量没有特殊要求，是一种能量充足、营养素全面、比例恰当的平衡膳食。每日供应早、午、晚3餐，每餐间隔4～6 h
软食	用于轻度发热、手术恢复期、消化性溃疡恢复期、老年患者或咀嚼困难患者	为半流质膳食至普通膳食的过渡膳食，纤维少，便于咀嚼，易于消化。每日供应3～5餐（3次主餐+2餐点心），全日能量1800～2200 kcal
半流质膳食	用于发热、消化道疾病、手术后恢复期、咀嚼吞咽不便、患有口腔疾病的患者	为流质膳食至软食或普通膳食的过渡膳食，每日供给5～6餐。含蛋白质50～60 g，全日能量1500～1600 kcal
流质膳食	用于高热、大手术后、消化道炎症、咀嚼吞咽困难、危重症及各种临床管饲患者等	为液体状食物，能量低，所供营养素不足，只能短期（1～2天）使用。含蛋白质20～40 g、脂肪30 g、碳水化合物130 g，全日能量800～1000 kcal。如需较长时间摄入流质膳食，则应改用特殊医学用途配方食品（或肠内营养药品）

医院基本膳食主要用途是为住院患者提供基本的营养需求，确保他们在治疗期间能够获得充足的能量和必需的营养成分，以支持患者身体功能和促进疾病恢复。它不仅是治疗过程中的营养补充，更是确保患者全面恢复健康的基础保障。

二、医院治疗膳食

医院治疗膳食是在医院基本膳食的基础上，根据不同病情和营养筛查情况，经过设计，调整了（包括增加或减少）能量、特定营养素等，以适应患者需要，从而达到治疗疾病和促进康复的目的。医院治疗膳食不仅为患者提供全面的营养，还有助于患者疾病的治疗，促进患者的康复。主要的医院治疗膳食种类、适用对象及膳食原则见表 5-2。

▼ 表 5-2　医院治疗膳食常见种类

种类	适用对象	膳食原则
高蛋白膳食	各种原因引起的营养不良、低蛋白血症、贫血、慢性消耗性疾病患者	在供给充足能量的基础上，增加膳食中的蛋白质，每日总量 90～120 g，其中蛋、奶、鱼等优质蛋白质占 1/2～2/3
低蛋白膳食	慢性肾功能不全、急性肾功能不全患者	①根据肝肾功能情况，确定每日膳食中的蛋白质含量［一般每日总量为 20～40 g 或依据 0.6～0.8 g/kg（理想体重）计算］，选用瘦肉、鸡蛋、牛奶等优质蛋白质。②确保能量供应充足，鼓励患者多摄入碳水化合物。③多采用低蛋白淀粉膳食替代部分或全部主食
低盐膳食（图 5-4）	高血压、心力衰竭、慢性肾功能不全患者	①每日膳食中食盐含量不超过 3 g，全日膳食总含钠量不超过 2000 mg；根据病情确定每日膳食中的具体食盐量，如重度水肿 1 g/d、一般高血压 3 g/d。②食盐量在食物准备和烹调前规范称量后加入。③已明确含盐量的食物先计算后称重配制。④不用或少用盐腌食物，不用含盐量不明的食物和调味品
无盐/低钠膳食	同低盐膳食，症状较重者	①全日膳食总含钠量：1000 mg 以下（无盐膳食），300～500 mg（低钠膳食）。②禁用一切含盐食物、高盐调味品、盐腌制品，不用含钠高的食物。③食用期间观察患者血钠，防治低钠血症

续表

种类	适用对象	膳食原则
低脂/低胆固醇膳食	血脂异常、动脉粥样硬化、冠心病、高血压、慢性肝病、胆囊疾病、胰腺炎、肥胖患者	①脂肪占总能量的25%以下，或控制在50 g以下，减少饱和脂肪酸的摄入，限用胆醇高的食物。②烹调用油中，多选用橄榄油、茶油等单不饱和脂肪酸含量高的油脂。③烹调方法以蒸、煮、炖、烩、焯、拌为主。④选用低脂奶或脱脂奶。⑤多用香菇、木耳、海带、豆制品、橄榄菜等有助于调节血脂的食物。⑥禁用油炸食物、肥肉、猪油及含脂肪多的点心。食物配制以清淡为原则，增加蔬菜，适当增加膳食纤维
高能量膳食	体重过低、甲状腺功能亢进、结核病等需要增加能量的患者	①在均衡膳食的原则下，鼓励增加食物，尽可能配制容易引起食欲的菜肴。②每日供给的能量为35 kcal/kg（理想体重）以上（至少在2000 kcal以上），配制高能量食物或以加餐的方法提高能量。③尽量降低胆固醇、饱和脂肪酸和糖类的摄入，避免高能量膳食造成血脂升高
限制能量平衡膳食	超重、肥胖等需要减少能量的患者	①限制总能量，可在目标摄入量的基础上，按一定比例递减（减少30%~50%）或每日减少500 kcal左右。②碳水化合物占总能量的40%~55%为宜，要限制摄入，但每天不应低于100 g。严格限制简单糖（单糖、双糖）食物或饮料的摄入。③脂肪占总能量的20%~30%为宜。④适当提高蛋白质供能比例，按照15%~20%安排，或每日1.2~1.5 g/kg（理想体重）。可额外增加乳清蛋白、大豆蛋白等。⑤保证25~30 g/d膳食纤维的摄入量，水果应适当限量。⑥适当增加富含n-3多不饱和脂肪酸的食物，如海鱼、坚果。⑦增加富含维生素D和钙的食物，可增强减重效果
少渣膳食	慢性肠炎、伤寒、痢疾、腹泻、食管静脉曲张、结肠憩室炎、肠道肿瘤、消化道少量出血、肠道及食管管腔狭窄、肛部肿瘤和会阴部手术患者	①所有食物均需切小、制软，蔬菜去粗纤维后制成泥状。忌用油炸、油煎等烹调方法，禁用刺激性调味品。②肠炎或腹泻者，需同时给予低脂膳食。③主食宜用精米、白面等细粮。④少食多餐，根据病情进食少渣半流质食物或软食

续表

种类	适用对象	膳食原则
低嘌呤膳食	痛风、高尿酸血症患者	①控制总能量。②适量蛋白质,以谷类和蔬菜为主。优质蛋白质选用不含或少含核蛋白的奶类、鸡蛋、干酪等。限制畜、鱼、虾、禽类等核蛋白较高的食物。肉类先沸水焯2~3次,弃去汤汁后再行烹调。③减少脂肪,每日脂肪占总能量的20%~25%。④保证摄入充足的B族维生素和维生素C。痛风患者易患高血压和高脂血症等,食盐量每日2~5 g为宜。⑤无肾功能不全时,每日保证2000~3000 ml饮水量。⑥避免饮酒
糖尿病膳食	各类糖尿病患者	①控制总能量,以维持理想体重低限为宜。②主食选择部分粗杂粮。③合理安排餐次,根据患者血糖控制情况进行调整。④食物多样化,避免单调。⑤合理食用零食和加餐。⑥食物去除非食用部分、洗净、沥水后称重,包括主食、副食、蔬菜、烹调油,不得随意加量。⑦特殊糖尿病患者的膳食应根据病情调整
忌碘膳食	甲状腺功能亢进患者	①避免含碘丰富的食物,如海产品类。②不用加碘盐,禁饮高碘水

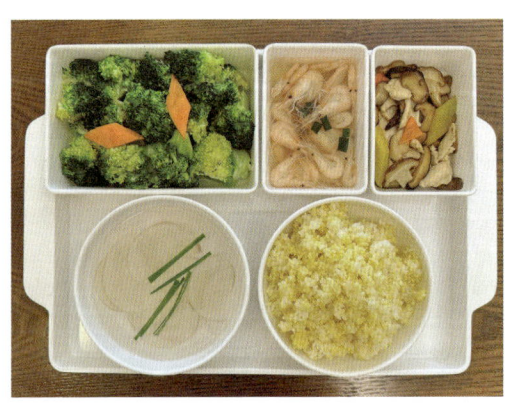

▲ 图5-4 低盐膳食

三、代谢诊断膳食

代谢诊断膳食是在基本膳食的基础上,根据不同病情和疾病诊断需要,调整了特定营养素的膳食,可分为诊断膳食和代谢膳食。

诊断膳食是通过膳食的方法协助临床诊断,即在短期的试验期间,在患者膳食中限制或增添某种营养素,并结合临床检验和检查的结果,以达到明确诊断的目的。常见的诊断膳食有葡萄糖耐量试验膳食、大便隐血试验膳食、内生肌酐试验膳食、^{131}碘试验膳食、胆囊造影检查膳食、纤维肠镜检查膳食、结肠造影膳食、脂肪吸收试验膳食。

代谢膳食则是按试验要求制备的一种称重膳食,是用来诊断疾病、观察疗效或研究机体代谢反应等情况的一种手段。常见的代谢膳食有钙/磷代谢试验膳食、钾/钠代谢试验膳食、氮平衡试验膳食等。

主要的代谢诊断膳食种类、适用对象及膳食原则见表5-3。

▼ 表5-3 代谢诊断膳食主要种类

种类	适用对象	膳食原则
葡萄糖耐量试验膳食	疑有糖尿病者、血糖受损患者、糖耐量异常者	①试验前3天,每日食物中的碳水化合物不宜低于250~300 g,维持正常活动,影响试验的药物应在3天前停用;如正在使用胰岛素治疗,则必须在试验前3天停用胰岛素;试验前1天晚餐后禁食。②推荐葡萄糖用量为成人75 g、孕妇100 g、儿童1.75 g/kg(理想体重)(总量≤75 g),用300 ml水溶解,5 min内口服。③服糖前抽空腹血,服糖后每隔30 min取血,共4次
氮平衡试验膳食	需要评定蛋白质营养状况的患者	①试验期一般5~7天,精确计算膳食每日蛋白质和能量,所有食物进行称重。②患者从静脉或其他途径摄入的含氮营养物也应计算在内。③可测定尿中尿素氮来计算氮的排出量
钙/磷代谢试验膳食	检查甲状旁腺功能、观察肾小管重吸收功能	①每日供给钙<150 mg、磷600~800 mg。②宜选食含钙低的食物。③试验期间,摄入的蛋白质、脂肪、总能量应固定。患者有饥饿感时,可添加纯碳水化合物食物,并可适量增加脂肪

续表

种类	适用对象	膳食原则
钾/钠代谢试验膳食	醛固酮增多症患者	①每日供给钾 1950 mg、钠 3450 mg。②应先选用含钾高的食物,并进行计算,然后再计算钠的含量,钠不足时可用食盐补充。③用蒸馏水烹制食物,严格称重;试验期间患者饮用水为蒸馏水。④照顾患者膳食习惯,保证每餐吃完。密切观察进食情况,使患者完成计划的钾/钠摄入量

四、中医药膳

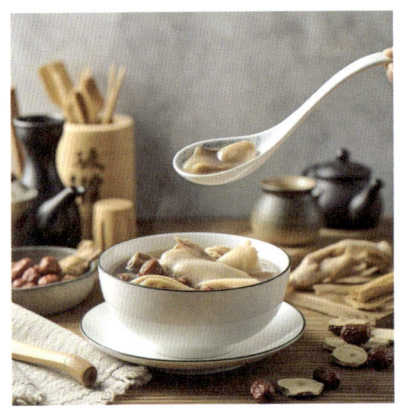

▲ 图 5-5　药膳

中医药膳源于我国传统饮食和中医食疗文化,是中国传统医学与烹调经验相结合的产物。药膳是在中医药和饮食文化理论的指导下,用药物和食物相配伍,通过烹调加工,制作成的具有色、香、味、形、效的特殊食品(图 5-5)。它所用的材料是以食物为主体,配以药物,精心烹调而成。药膳的目的是养生与治疗,既可作为健康人食养预防疾病的手段,也可作为患者食疗的手段,可谓"病时治病,平时养身"。

充分利用中医药资源优势的药膳将中医药理论与现代医学、营养学理念相融相通,起到保健、防病治病、延年益寿的作用。中医药膳将不同药物与食物进行组合配方,产生具有独特功能和色、香、味、形、效的特殊膳食。药膳食疗通过调理患者的体质,达到稳定人体内环境的效果,相较于中成药和西药,其药效相对温和,不良反应小。

中医讲辨证施治,药膳的应用也应在辨证的基础上选料配伍,如血虚者多选用补血的食物(大枣、花生),阴虚的患者多使用枸杞子、百合、麦冬等。中医药膳不仅要因证施膳，同时要因人、因时、因地施膳。益气强身平补药膳主要针对一般患者，分为以下两种。①平补，如枸杞木耳桃仁肉丁，补肾强腰，明目益颜；②有针对性的药膳食疗，如山楂麦芽饮有开胃消食的作用，百合炒鲜贝消心安神、润肺止咳等。老年患者可采用延年益寿药膳。老年患者多患有冠心病、糖尿病等疾病，药膳以清淡少油腻、易消化吸收食材为特点，烹调多用蒸、煮、炖、焓、拌等方式。如黄精板栗炖牛肉，补中益气，延年益寿；当归熟地鲫鱼汤，补气益血，健脾养胃；老南瓜清炖牛肉，化痰润肺。

中医药膳食疗作为临床营养科医院膳食疗法的一部分，针对住院患者开展专业化、个性化的定制服务。目的是为住院患者提供多元化、多维度的营养治疗服务，起到全面改善住院患者营养状况的效果，同时通过食药同源的健康理念及实践使药膳文化不断充实、完善，做到既能坚持药膳食疗的传统，又能适应当代人生活方式的转变，从而满足患者在营养、保健和治疗方面的多层次需求。

五、特殊食品

随着医学和食品科技发展，特殊需要的食品已经能够通过工业化生产，并在疾病预防和辅助治疗中使用。关于FSMP、功能性保健食品、营养素补充剂等特殊食品在慢性病人群中的使用和评价，目前研究有较多的成本-效益结果。质量调整生命年（quality-adjusted life year，QALY）是一种用于评价和比较健康干预效果的重要指标，常用于评价患者生活质量，涵盖了患者生活的数量因素（寿命、死亡率）和质量因素（疾病、心理、功能、社会及其他因素）。早在2006年，英国国家卫生与临床优化研究所使用QALY的费用经济模型评估了口服营养补充剂（增加能量、蛋白质摄入的膳食补充品）的成本-效益，结果显示，口服营养补充剂具有很高的成本-效益，即"物超所值"。而更多的临床试验证实，营养支持治疗使得患者住院时间缩短，医疗费用大大降低。巴西卫生部也做过一项卫生经济学评估，结论是患者每花1元钱在营养支持上，整体治疗费用就能降低 8 元钱。

（一）特殊医学用途配方食品（FSMP）

FSMP 是指为了满足进食受限、消化吸收障碍、代谢紊乱或特定疾病状态人群对营养素或膳食的特殊需要，专门加工配制而成的配方食品。FSMP 需要在医生或者临床营养师的指导下选择使用。FSMP 是经过科学研究，以科学的客观事实为依据制成的配方食品，是科学、营养、健康的"膳"。我国 FSMP 分三大类（适用于 1 岁以上人群），见图 5-6。一般 FSMP 的应用场景见图 5-7。

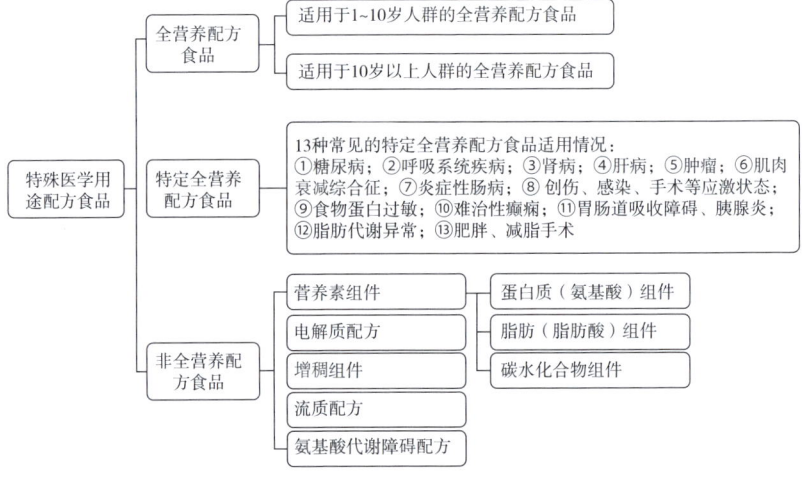

▲ 图 5-6　我国 FSMP 分类

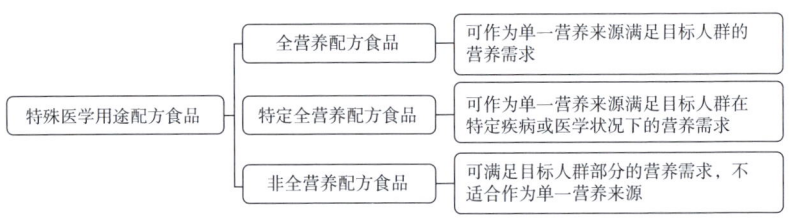

▲ 图 5-7　FSMP 应用场景

目前，我国 FSMP 法规和技术指导性文件较为完善，产品发展虽晚于欧美国家，但市场产品日益增加和丰富。针对不同的疾病代谢营养需要，特定产品所提供的营养能够满足特定患者需求。

（二）功能性保健食品

我国保健食品涵盖功能性保健食品和营养素补充剂，在慢性病预防和康复中发挥着一定作用。功能性保健食品共有特点包括：功能性保健食品本身由食物、营养素或功能性成分组成，其营养性是基础特征；应安全无毒，对人体不产生任何急性、亚急性或慢性危害。

功能性保健食品有别于普通食品，具有明确功能。功能性保健食品含有对健康有益或起到功能作用的功能因子。功能因子是功能性保健食品中含有的对机体生理功能有调节作用的活性成分，对机体组织有益，能有效降低人体疾病的风险。

保健食品具有明确功能，并经科学验证，通常是针对需要调整身体某方面功能的特定人群而研制生产的。保健食品允许声称的保健功能主要包括：有助于增强免疫力、有助于抗氧化、辅助改善记忆、缓解视觉疲劳、清咽润喉、有助于改善睡眠、缓解体力疲劳、耐缺氧、有助于控制体内脂肪、有助于改善骨密度、改善缺铁性贫血、有助于改善痤疮、有助于改善黄褐斑、有助于改善皮肤水份状况、有助于调节肠道菌群、有助于消化、有助于润肠通便、辅助保护胃黏膜、有助于维持血脂（胆固醇／甘油三酯）健康水平、有助于维持血糖健康水平、有助于维持血压健康水平、对化学性肝损伤有辅助保护作用、对电离辐射危害有辅助保护作用、有助于排铅24类。功能性保健食品有别于药品。尽管功能性保健食品具有明确的调节功能，但不以治疗疾病为目的，这是功能性食品与药品的重要区别。药品允许有副作用，而功能性保健食品则不允许有毒副作用，但有特定的适宜人群。

（三）营养素补充剂

有一类保健食品属于营养素补充剂，以补充维生素、矿物质为目的而不提供能量的产品包括单一补充剂和复合补充剂，分为营养素补充剂类保健食品、非处方（over the counter，OTC）类微量营养素补充产品。单一补充剂主要是指含有单一原料的维生素（如维生素A、B族维生素、维生素C、维生素D和维生素E等）或矿物质（如钙、铁、锌、硒等）的保健食品；复合补充剂是包含数种维生素、矿物质的保健食品，含有多种营养成分。以补充蛋白质为目的的产品主要用于膳食蛋白质摄入不足个体或肌少症个体。但市场上可用于营养素补充用途的产品还包括含营养素的药品和普通食品。

（四）婴幼儿配方食品

我国婴幼儿配方食品系列共有四类，包括适用于普通婴幼儿的1段、2段、3段配方食品，以及适用于特殊医学状况婴儿食用的特殊医学用途婴儿配方食品。特殊医学用途婴儿配方食品是针对0～12月龄有特殊医学状况婴儿的膳食营养需求而设计制成的配方食品。例如，患有乳糖不耐受、蛋白质过敏、氨基酸代谢障碍、早产儿、低出生体重的婴幼儿，这部分人群不能食用普通的婴幼儿配方食品，有些需要额外补充一些重要的营养成分，如蛋白质、脂肪等，有些则需要严格控制特定营养成分的摄入，如某些氨基酸等。因此，根据这些婴幼儿的特殊需要设计生产出特殊的配方食品，以满足其生长发育的需求，详见表5-4。

▼ 表5-4　特殊医学用途婴儿配方食品

产品类别	适用的特殊医学状况
无乳糖配方或低乳糖配方	乳糖不耐受婴儿
乳蛋白部分水解配方	乳蛋白过敏婴儿、消化功能不良婴儿
乳蛋白深度水解配方或氨基酸配方	乳蛋白过敏婴儿
早产、低出生体重婴儿配方	早产、低出生体重儿
母乳营养补充剂	早产、低出生体重儿
氨基酸代谢障碍配方	氨基酸代谢障碍婴儿

特殊医学用途婴儿配方食品在配方、生产等方面具有特殊性，这类产品在使用时需要医生或临床营养师根据婴幼儿的身体状况，经过科学的检查、诊断、评估后，指导家长进行正确选择。

（五）易食食品

高龄、衰弱老年人往往存在进食受限，味觉、嗅觉、消化吸收能力降低，营养摄入不足。因此需要营养密度高，品种多样的食物，多吃鱼禽畜、豆蛋奶等营养价值和生物利用率高的食物，同时配以适量的蔬菜和水果。精细烹制，口感丰富美味，食物质地细软，适应老年人的咀嚼、吞咽能力。根据具体情况，采取多种措施鼓励进食，减少不必要的食物限制。随着年龄的增加，口咽部肌肉功能减弱、牙齿脱落、唾液分泌减少影响老年人的咀嚼和吞咽功能，老年人的消化功能降低，消化液分泌减少，胃肠蠕动降低，影响食物的消化和吸收。吞咽障碍可引起误吸、吸入性肺炎以及营养不良等并发症，增加感染和肌少症的风险，影响临床结局和老年人的身体健康，严重者可致多器官衰竭，甚至危及生命。吞咽障碍在老年人群中的发病率高，在居家养老、社区养老中容易被忽视。吞咽障碍患者的营养是老年健康首先需要解决的问题，国内外各大指南推荐食物质构调整，这是提高吞咽效率、促进机体恢复的有效手段。

中国营养学会已于2021年发布了易食食品性状特征及检测方法的相关标准（表5-5）和吞咽障碍膳食营养管理中国专家共识，并提出吞咽障碍食物分级金字塔（图5-8）。老年人特殊膳食分类和要求见表5-6。

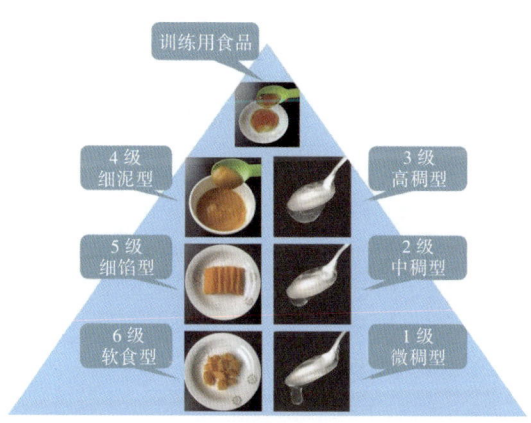

▲ 图5-8 吞咽障碍食物分级金字塔

[来源：中国吞咽障碍膳食营养管理专家共识组. 吞咽障碍膳食营养管理中国专家共识（2019版）. 中华物理医学与康复杂志，2019，41（12）：881-888.]

▼ 表 5-5 易食食品性状特征及检测方法

类型[a]	性状特征	检测方法[b]
软质型（A1）	可以用牙齿轻松碾碎的食物。质构松软、湿润，可以用汤匙边缘或筷子将此类食物切断或分成小块；固体颗粒粒径不超过 1.5 cm	当使用餐叉底部下压测试食物（约 1.5 cm × 1.5 cm）时，可将食物压扁（用力时可见拇指和食指指甲发白），且将餐叉移开后，食物不会恢复原状
细碎型（A2）	可以用牙龈碾碎的食物。质构松软、湿润，容易形成食团；食物中可见块状固体，其颗粒粒径不超过 0.5 cm	当使用餐叉下压测试食物时，食物小碎粒比较容易被分开且易穿过餐叉缝隙，使用较小的力就可以将食物碾碎（此等大小的力不会把指甲压得发白）
细泥型（A3）	可以用舌头和上颚碾碎的食物，不需要咀嚼。可在餐盘独立成形，质构不均一的泥状，含有少量颗粒，不含块状	测试食物在餐叉上可呈堆状，少量食物可能从餐叉缝隙缓慢流出，在餐叉叉齿下形成挂尾，但不会持续流下
高稠型（B1）	质构均一、顺滑，无法在餐盘上独立成形，不能用吸管或杯子饮用，需要用勺子挖取送食；即使倾斜杯子也不会流出	针筒试验：测试液体流经 10 ml 注射器，10 s 后剩余残留液多于 8 ml 圈线板扩散试验（LST）：30 ~ 32 mm
中稠型（B2）	质构均一的液体，可通过粗吸管或杯子饮用。从杯子倒出时会有一层液体附着在杯子表面	针筒试验：测试液体流经 10 ml 注射器，10 s 后剩余残留液 4 ~ 8 ml 圈线板扩散试验（LST）：32 ~ 36 mm
低稠型（B3）	质构均一的液体，可以用吸管轻松吸取；用杯子饮用后会在杯内留下模糊痕迹	针筒试验：测试液体流经 10 ml 注射器，10 s 后剩余残留液 1 ~ 4 ml 圈线板扩散试验（LST）：36 ~ 43 mm

[a] 以即食状态计
[b] 检测时食物温度应为建议最佳食用温度

▼ 表 5-6 老年人特殊膳食分类和要求

膳食分类	描述	适宜食物	不宜食物
软食：适合轻度咀嚼困难的老人	食物细软、不散、不黏；食物颗粒 ≤ 1.5 cm；容易咀嚼，或可用牙龈咀嚼；每天 4～5 餐	蒸、煮、烤至软烂的米面食物及制品；易煮软的叶菜、薯芋类、茄果类食物；质地松软的新鲜水果；去刺和骨的鱼虾畜禽；碎软的坚果和豆类及其制品；各类乳制品	煎、炸等食物；坚硬、圆形及黏性大、易引起吞咽窒息风险的食物；富含粗纤维的蔬菜；带骨带刺的动物性食物；未经碎软的豆类和坚果
半流质：适合中度咀嚼困难或轻度吞咽困难的老人	食物湿润有形状，即使没有牙齿也可用舌头压碎，且容易形成食团，在咽部不会分散开，易吞咽	蒸、煮、烤至松软的半固体米面食物及制品；易煮软的叶菜、薯芋类、茄果类食物；柔软切碎、食物颗粒 ≤ 0.6 cm 的水果；去刺去骨切碎的鱼虾畜禽蛋类；各类乳制品	同软食
糊状饮食：适合明显咀嚼困难的老人	食物粉碎成泥状，无需咀嚼，易吞咽，通过咽部和食管时易变形，且很少在口腔内残留	各类食物蒸煮后，经机械粉碎加工成泥状；质地细腻均匀，稠度适中；不易松散，不分层，不黏牙，能在勺子上保持形状	颗粒大的米面食物及其制品；未经粉碎的鱼虾畜禽蛋类、蔬菜、水果、豆类及其制品；含有果粒果仁的酸奶等

易食食品是经改善食物物理性状以满足咀嚼和（或）吞咽功能下降人群膳食需求的一类食品，食物形态从固态到液态，包括软质型、细碎型、细泥型、高稠型、中稠型和低稠型。易食食品包括预包装食品和非预包装即食食品两类。

吞咽障碍患者的营养管理目的是保持良好的营养状况、预防误吸、脱水和延缓吞咽功能损害，因此应根据患者的病情制定个体化的治疗方案。吞咽障碍专用食品可提高吞咽障碍者进食的安全性和有效性，是促进机体恢复的重要手段之一。吞咽障碍膳食是指通过加工，包括但不限于粉碎或添加增稠剂、胶凝剂等食物质构调整剂后，制作而成的符合吞咽障碍患者经口进食要求的一类食品。原则：

①稀的增稠，在液体食品中加入增稠剂，增加液体黏度，降低食物在口咽部和食管中的流动速度。②硬的变软，将较硬的食品搅拌打碎。③避免固体和液体混合在一起食用，以及容易液固分相的食物。吞咽障碍膳食可以参考咖喱鸡块配菠菜和米饭（图5-9）。通过食品质构调整，降低患者经口进食的难度，防治营养不良，预防误吸、脱水，延缓咀嚼吞咽功能的退化。在安全进食的前提下，让患者食之有味，享受食物的乐趣，以改善生活。

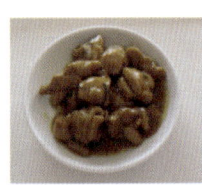
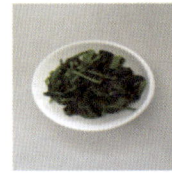
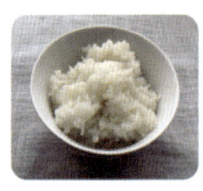
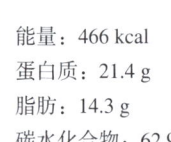

能量：466 kcal
蛋白质：21.4 g
脂肪：14.3 g
碳水化合物：62.9 g

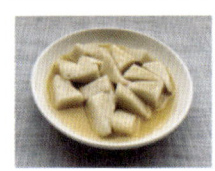
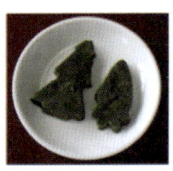
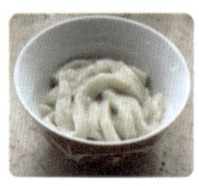

▲ 图5-9　吞咽障碍膳食（下排为质构调整后的膳食）

（六）代餐食品

代餐食品是指为了满足成年人控制体重期间一餐或两餐的营养需要，代替一餐或两餐，专门加工配制而成的一种控制能量食品。其形式包括固态、半固态、液态等，包含碳水化合物、脂肪、蛋白质、膳食纤维、维生素和矿物质等。国际食品法典委员会早在20世纪80年代就制定了代餐标准，中国营养学会2020年也出台了代餐食品的团体标准。据此标准，每餐代餐食品所提供的能量应≥200 kcal，不高于400 kcal，蛋白质提供的能量占总能量的25%～50%，脂肪提供的能量不应超过总能量的30%，来源于饱和脂肪酸的能量不应超过总能量的10%，不得使用氢化油脂，亚油酸供能比不低于3.0%。代餐食品是一种专门的包装食品，有其特定的规格、特定的食用方法、特定的食用量等。代餐食品通过技术、营养等指标，帮助减肥人群增加饱腹感，控制能量摄入，同时保证得到适量的营养供给，从而控制体重。科学选择代餐食品，要根据自身的膳食结构特点和营养素摄入情况来综合考量，合理选择适合自身的代餐食品。因此，代餐食品建议在营养师或医生指导下使用，结合均衡饮食和适量运动，以保持健康的生活状态。

（七）罕见病特殊食品

罕见病特殊食品是多种罕见病临床治疗中主要和不可缺少的治疗用膳食，并且能有效改善患者预后，是"救命药"。国家《第一批罕见病目录》公布的121种罕见病中，有32种罕见病需要特殊食品配合治疗。其中，18种罕见病对特殊食品的需求尤为紧急与重要，有明确的治疗效果，患者需及时、终生、足量使用，且无法被现有的已注册FSMP或药品肠内营养制剂取代，包括13种氨基酸代谢和有机酸代谢相关疾病、2种脂肪酸氧化代谢障碍、2种碳水化合物代谢障碍相关疾病，以及1种难治性癫痫相关疾病。特殊食品是这些罕见病患者维持生命的食粮，对维持生长发育、提供生命必需营养素、避免伤害至关重要。

1 苯丙酮尿症

苯丙酮尿症（phenylketonuria，PKU）是一种遗传代谢病。由于身体内酶的丢失或缺陷，PKU患儿不能完全代谢苯丙氨酸（Phe），而这种氨基酸几乎在所有食物中都存在。如果不加治疗，苯丙氨酸就会堆积在患病新生儿血液中并导致大脑损伤和神经系统发育迟缓。早期诊断并通过终身饮食治疗，患者可以拥有正常的智力、健康和寿命。FSMP是多种罕见病临床治疗中主要和不可缺少的治疗方式，并且能有效改善患者预后，是"救命药"。PKU患者在国内已有数款相应的FSMP。PKU患者营养管理复杂，单纯FSMP不能满足患者长期营养需求。PKU患者日常膳食管理可采用"红绿灯"疗法（图5-10）。对于12月龄以内的婴儿，需在医生或临床营养师指导下，根据个体疾病状况及其对苯丙氨酸的耐受程度，食用FSMP时适当搭配母乳或普通婴幼儿配方乳粉。满6月龄婴儿需要添加低

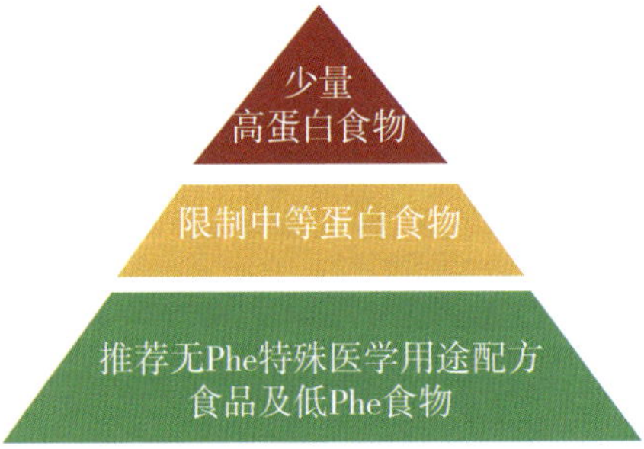

苯丙氨酸辅食，如强化铁的低蛋白婴儿米粉及低苯丙氨酸的蔬菜和水果。添加辅食的同时，继续保证 FSMP 的适宜摄入量。1岁以上儿童，食物种类和膳食结构接近成人，低蛋白米、面等主食量增加，可搭配低苯丙氨酸的水果、蔬菜和少量含优质天然蛋白质食物，同时注意更换适宜年龄段类型的 FSMP。由于 PKU 患者需要限制天然蛋白质食物的摄入，可能出现维生素 B_{12}、维生素 B_6 和微量元素缺乏以及骨密度降低，需要注意监测并及时补充相应的营养素。PKU 患者应从小积极学习营养知识和自我饮食管理，逐渐认识高、中、低苯丙氨酸含量的食物，同时避免摄入高能量含糖饮料和过多脂肪。

▲ 图 5-10 PKU 患者饮食"红绿灯"疗法

② 糖原累积症

糖原累积症因先天性染色体缺陷导致体内缺乏葡萄糖 -6- 磷酸酶或活性低下，使糖原累积于肝而引起先天性糖原代谢紊乱。需要通过膳食治疗调整来稳定血糖，减轻病情。

膳食原则：①通过控制膳食，维持体内葡萄糖水平的稳定，防止低血糖，用淀粉类复合碳水化合物替代简单碳水化合物。②少量多餐，脂肪含量宜稍低，以防脂肪氧化不全产生酸中毒。③根据出现低血糖的规律来调整进食时间和次数。④可用的主食类食物有米、面、奶、淀粉。忌用食物有糖果、白砂糖、葡萄糖、蜂蜜及各种富含简单糖类的食品。

六、特殊配制肠内营养膳食

肠内营养通常有两种方式,分别为口服、管饲。其中肠内营养管饲分为鼻胃管、鼻肠管以及造瘘等方式。

口服摄入是最常见的肠内营养支持途径。通过合理的饮食配制,患者可摄入所需的营养物质。为了满足患者的特殊需要,常常需要饮食营养师制定个性化的饮食方案。

(一)个性化配制肠内营养膳食

个性化配制肠内营养膳食是满足患者治疗的需要,应用肠内营养原料,经过科学合理的组合,配制成适合患者特定阶段的营养液。因此,个性化配制肠内营养膳食和匀浆膳有着特殊的重要作用。个性化肠内营养膳食可以针对不同患者病情需要采用不同的配方,并且随着疾病的变化随时调整配方,甚至不同经济条件也可采用不同的配方。

目前可供临床应用的肠内营养制剂大多配方相对单一,如使用过程中容易发生胃肠道不耐受,而个性化肠内营养膳食可以较好地解决这个问题。该膳食也能取得临床科室的配合,容易得到患者认可、接受。开展个性化肠内营养支持不仅有助于提高医院综合医疗水平,而且可降低患者医疗费用,尤其在疾病诊断相关分组医疗付费的背景下,对推动医保体制改革具有重要作用。

个性化肠内营养支持治疗是专业实践性强的临床营养医疗工作,在这个诊疗过程中,既可以不断提高营养医师的临床诊疗能力,又可以提高临床营养科综合学术水平,培养学科人才,拓展学科业务。因此,个性化配制肠内营养膳食应作为推动临床营养科工作全面发展的重要环节。

(二)匀浆膳

医院膳食除基本膳食、治疗膳食、代谢试验膳食外,还有针对患者特别需求而配制的膳食,如利用天然食物配制的匀浆膳(图5-11),可满足长期管饲、吞咽障碍等患者。医院特殊配制膳食也

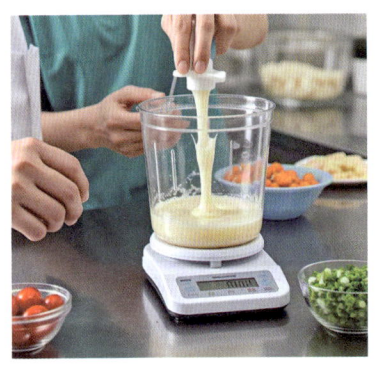

▲ 图 5-11 制备匀浆膳

在解决患者营养需求中发挥着重要作用。

匀浆膳所含营养成分与正常饮食相似，可调制成能量充足、营养素种类齐全的平衡饮食，渗透压不高，对胃肠刺激小。患者可在院内院外长期使用，且不良反应少。匀浆膳的制作流程见图 5-12。目前已经有市售的商品制剂，使用起来更方便。

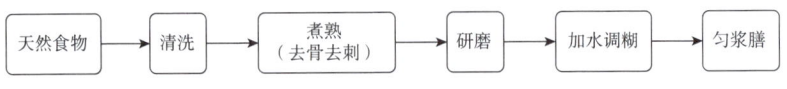

▲ 图 5-12 匀浆膳制作流程

七、展望

医院膳食实施更多依赖于精确的营养评估、个体化营养方案以及对营养与疾病间关系的深入理解。科学化的医院膳食管理不仅涵盖了食物的选择和制备，还包括对患者营养状态的持续监测和适时调整，确保营养治疗计划的实效性。在"食药同源"的理念下，发挥食物的治疗作用，通过特定营养成分辅助疾病治疗将更受重视。

当然，在医院营养治疗中，对于危重症患者和刚手术后患者（尤其胃肠道手术后暂时不能进食的患者）来说，实施肠外营养也是重要的手段。在患者身体恢复到一定程度时，根据实际情况实施肠内营养。

总之，医院膳食不仅能够保证患者的基本营养，还可通过特定膳食辅助治疗，从而加快患者治疗效率，缩短住院时间，提高生活质量。随着科学技术不断发展，医院膳食将以更科学、个性化的形式服务于患者，促进患者康复。

第6章

慢性病防治的食养食疗措施与建议

慢性病防治需要全社会共同努力，从国家的政策支持到针对消费者的健康科普教育，从产业健康产品的研发到消费者合理膳食的选择，都是慢性病防治的重要措施，其中食养食疗是重点措施。

一、我国慢性病防治的营养相关政策

我国为了遏制慢性病的发生发展，改善我国居民的营养与健康状况，积极采取行动，发布了一系列的政策和行动计划。近10年发布的主要政策文件简要如下。

《中华人民共和国基本医疗卫生与健康促进法》于2019年12月28日经第十三届全国人民代表大会常务委员会第十五次会议通过。第七十四条规定，国家建立营养状况监测制度，实施经济欠发达地区、重点人群营养干预计划，开展未成年人和老年人营养改善行动，倡导健康饮食习惯，减少不健康饮食引起的疾病风险。

2014年，国务院办公厅发布《中国食物与营养发展纲要（2014—2020年）》，要求全面普及膳食营养和健康知识，加强对居民食物与营养的指导，提高全民营养意识，提倡健康生活方式，树立科学饮食理念。研究设立公众"营养日"。特别提到要发布适宜不同人群特点的膳食指南，关注重点人群（包括老年人）的膳食营养，研究开发适合老年人身体健康需要的食物，重点发展营养强化食品和低盐、低脂食物，开展老年人营养监测与膳食引导，科学指导老年人补充营养、合理饮食，提高老年人生活质量和健康水平。

2016年，国务院发布《"健康中国2030"规划纲要》。该规划纲要涵盖了提高全民健康水平、优化健康服务、改善健康保障以及建设健康环境等多方面内容，特别强调慢性病防控，比如心血管病、糖尿病、癌症等的综合防治。在"塑造自主自律的健康行为"方面，首先提出的是要"引导合理膳食"，具体的要求包括：制定实施国民营养计划，深入开展食物（农产品、食品）营养功能评价研究，全面普及膳食营养知识，发布适合不同人群特点的膳食指南，引导居民形成科学的膳食习惯，推进健康饮食文化建设。

2017年，国务院办公厅发布《中国防治慢性病中长期规划

（2017—2025年）》，提出了关于预防慢性病的系列措施，包括建立国家、省级和区域慢性病与营养监测信息网络报告机制，开展营养和慢性病危险因素健康干预与疾病管理队列研究，广泛宣传合理膳食、适量运动、戒烟限酒、心理平衡等健康科普知识，规范慢性病防治健康科普管理。

2017年，国务院办公厅发布《国民营养计划（2017—2030年）》，该计划旨在贯彻落实《"健康中国2030"规划纲要》。具体的措施包括完善营养法规标准体系、加强营养能力建设、强化营养和食品安全监测与评估、发展食物营养健康产业、大力发展传统食养服务、加强营养健康基础数据共享利用、普及营养健康知识七项策略，以及针对包括老年人群、临床患者在内的重点人群专门提出了六项行动措施。

2019年，为了贯彻落实《"健康中国2030"规划纲要》，《健康中国行动（2019—2030年）》制定了15项重大行动，其中"合理膳食行动"是第2项行动。合理膳食是健康的基础，是其他特殊人群（第7～10项行动）健康的保障和预防控制慢性病（第11～15项行动）的重要措施。同时有针对多个慢性病及老年人群制定的专门行动，再次强调要从个人和家庭层面改善老年人和慢性病患者的营养状况，提倡主动学习膳食知识，精心设计膳食，选择营养食品等。

2022年，国务院办公厅印发了《"十四五"国民健康规划》，提出实施慢性病综合防控策略。加强国家慢性病综合防控示范区建设，到2025年覆盖率达到20%。提高心脑血管疾病、癌症、慢性呼吸系统疾病、糖尿病等重大慢性病综合防治能力，强化预防、早期筛查和综合干预，逐步将符合条件的慢性病早诊早治适宜技术按规定纳入诊疗常规。针对35岁以上门诊首诊患者，积极推进二级以下医院和基层医疗卫生机构开展血压普查工作。在医院就诊人群中开展心脑血管疾病机会性筛查。推进机关、企事业单位、公共场所设置免费自助血压检测点，引导群众定期检测。推进"三高"（高血压、高血糖、高血脂）共管，高血压、2型糖尿病患者基层规范管理服务率达到65%以上。将肺功能检查纳入40岁以上人群常规体检，推行高危人群首诊测量肺功能，提升呼吸系统疾病早期筛查和干预能力。多渠道扩大癌症早诊早治覆盖范围，指导各地结合实际普遍开展重点癌症机会性筛查。

2022年，全国老龄工作委员会办公室发布了《关于开展老年营养改善行动的通知》，提出了增强老年人营养健康意识，提升老年人营养健康素养；实施营养干预，改善老年人营养健康状况；开展老年营养健康核心知识技能培训，提升卫生健康系统老年营养健康服务水平三项目标。还提出了宣传老年营养健康知识、加强老年人群营养干预、提升老年营养健康服务能力、开展老年营养健康公益活动四项任务。

2023年发布了《健康中国行动—心脑血管疾病防治行动实施方案（2023—2030年）》和《健康中国行动—癌症防治行动实施方案（2023—2030年）》。两份方案由国家卫生健康委员会等十多个部门联合制定，旨在贯彻党中央关于实施健康中国战略的决策部署，落实《国务院关于实施健康中国行动的意见》和《健康中国行动（2019—2030年）》要求。方案的指导思想包括以人民为中心，坚持预防为主，中西医并重，创新工作模式。主要目标包括：到2030年，建立覆盖全国的心脑血管疾病综合防控和早诊早治体系，进一步改善心脑血管疾病防治能力和质量，有效控制心脑血管疾病发病率和死亡率；到2030年，完善癌症防治体系，增强癌症筛查和早诊早治能力，提升规范诊疗水平，遏制癌症发病率和死亡率，提高5年生存率至46.6%。两份方案都强调了推广健康教育、健康生活方式等的重要性。

2023—2024年，国家卫生健康委员会发布了高血压、糖尿病、肥胖、高脂血症、慢性肾病等食养指南；2024年国家卫生健康委员会等部门联合发布《"体重管理年"活动实施方案》，以及基层慢性病食养和运动指南的组织和征集，把合理膳食、健康生活方式提高到落实层面。

国家卫生健康委员会2022年发布《临床营养科建设与管理指南（试行）》；2024年发布了《关于进一步推进临床营养工作的通知》(简称《通知》)。《通知》提到：临床营养是医疗工作的重要组成部分；规范开展临床营养工作，有助于改善患者生理功能和生活质量，促进患者恢复健康；推动建立覆盖"疾病 – 营养 – 疼痛 – 心理 – 康复"等方面的综合诊疗模式；设置孕期营养门诊、慢性病患者营养门诊、减重门诊等，为群众提供便捷多样的临床营养服务；推动医疗服务高质量发展，改善群众就医感受。

以上列举的各项政策和行动，表明了国家将针对心脑血管疾病、癌症、慢性呼吸系统疾病、糖尿病等重大慢性病开展防治的决心。国家卫生健康委员会明确表示，目前健康中国行动在定位上从"以治病为中心"向"以人民健康为中心"转变，全方位聚焦影响人民健康的主要因素；在策略上从注重"治已病"向"治未病"转变，从个人、家庭、社会和政府方面提出具体的防治、防控方案。

二、慢性病防治的国际经验

21世纪以来，全球化背景下NCD大流行给人类生命和健康带来严重威胁，让我们重新审视这个世界。全球公共卫生治理被各国政府高度关注，世界卫生组织（WHO）作为唯一的全球性政府间公共卫生合作平台，在NCD治理中发挥重要的指导作用。

1 各国慢性病的数据报告

WHO汇聚各个国家数据，在官网可查（https://www.who.int/zh/news-room/fact-sheets/detail/noncommunicable-diseases），分析NCD对人类生命的威胁和原因，对全球卫生系统提出警示和注意。WHO报告显示NCD每年造成4100万人死亡，相当于全球所有死亡人数的74%，每年有1700万人在70岁之前死于NCD；在这些过早死亡病例中，86%发生在低收入和中等收入国家。在NCD死亡人数中，心血管疾病占比最大，每年有1790万人死亡，其次是癌症（930万人）、慢性呼吸系统疾病（410万人）和糖尿病（200万人，包括糖尿病引起的肾病死亡人数）。这四类疾病占所有NCD过早死亡病例的80%以上。

❷ 全球干预策略和建议

2011年9月，联合国大会通过发布《预防和控制非传染性疾病高级别会议政治宣言》以及系列框架性指标，督促各国监测和执行通过饮食预防NCD。WHO早在2000年就召开各国高级别会议，讨论预防膳食相关慢性病问题，2013年，WHO发布了《2013—2020年预防和控制非传染性疾病全球行动计划》，在2019年世界卫生大会上决定将这个计划的期限延至2030年，并呼吁制定2023—2030年实施预防控制NCD路线图，以加快防控NCD的进展。路线图有助于采取行动，实现对预防和管理NCD影响最大的九项全球指标。WHO特别指出，烟草使用、缺乏身体活动、不健康饮食、有害使用酒精都会增加死于NCD的风险。不健康饮食和缺乏身体活动可能会表现为高血压、高血糖、高血脂和肥胖。这些被称作代谢性风险因素，可导致心血管疾病。心血管疾病是造成过早死亡的主要NCD。因此重点减少与这些疾病有关的风险因素是控制NCD的一种重要方式。

❸ 投资健康膳食防治慢性病举措

自20世纪90年代以来，WHO发布了20多个文件，强调健康膳食对慢性病的重要作用，引导全球改善、推广技术措施。

- 1991年发布《饮食、营养和慢性病的预防》(Diet, nutrition and the prevention of chronic diseases);
- 2012年发布《全球化、饮食和非传染性疾病》(Globalization, diets and noncommunicable diseases);
- 2016年发布《健康饮食袖珍指南》(Pocket guide for a healthy diet)和《将税收纳入饮食方程式》(Putting taxes into the diet equation);
- 2019年发布《可持续健康饮食：指导原则》(Sustainable healthy diets: guiding principles);
- 2022发布《健康饮食》(Healthy diet);
- 2024年4月发布《应对NCDs：预防和控制非传染性疾病

的最佳干预措施和其他推荐》(Tackling NCDs: best buys and other recommended interventions for the prevention and control of noncommunicable diseases);
- 2024年6月发布《促进健康饮食的财政政策：WHO 指南》(Fiscal policies to promote healthy diets: WHO guideline) 以及《促进健康饮食的财政政策：政策简报》(Fiscal policies to promote healthy diets: policy brief) 等。

2024年6月14日，WHO 推出其关于促进健康饮食的财政政策的新指导方针，该准则向各国提出了改善现有食品供应以促进健康饮食所需措施的建议。不健康的饮食是全球公共卫生的主要风险，导致不健康的体重增加和 NCD 增加，包括糖尿病、心脏病、脑卒中和癌症。在减轻与饮食有关的 NCD 负担、解决一切形式的营养不良问题和促进健康饮食方面发挥着主导作用。食品和饮料的负担能力是决定食品环境的一个关键因素，价格的变化影响消费者对许多食品和饮料的需求。长期以来，包括税收和补贴在内的财政措施一直被认为是促进健康饮食的可行政策选择。为了支持会员国促进健康饮食，WHO 制定了这一基于循证证据的指导方针。

④ 防控慢性病的社会性措施

WHO 强调，要减轻 NCD 对个人和社会的影响，需要采取一种综合方法，这将需要所有部门共同努力，包括卫生、财政、交通运输、教育、农业、计划等部门，减少与 NCD 有关的风险，并促进对其采取防控措施。但投资教育和膳食生活方式改变是最合算、最有效的慢性病防治措施。

WHO 致力于推动全世界 NCD 和精神卫生疾病患者有意义地参与，并于最近建立了一系列促进实现这一目标的活动和平台。最新推出的是一个与该主题相关的以六种语言制作的新电影系列《没有参与就没有收益》以及报告《没有参与就没有收益：NCDs 带病生存者的有意义参与的机会》(Nothing for us, without us: opportunities for meaningful engagement of people living with NCDs: meeting report)。

2024年9月，WHO发布《营养标签政策指南》(*WHO guideline：nutrition labelling policies*)，旨在进一步引导全球减少油、盐、糖的消费。

5 其他国家经验

美国、英国、法国、荷兰、新加坡等国家都有卫生与公众服务部或主管卫生保健工作部门，这些部门负责实施健康膳食行动、制定膳食指南，通过制定慢性病防控政策、食物营养政策、油盐糖控制策略（如营养标签计划、FOP、食品功能声称等）以及可持续长期目标来指导慢性病防控和社区护理工作的开展。社区卫生服务体系是慢性病防控机制中的重要一环，与医院提供的慢性病治疗服务互补，如美国、芬兰等提出和推行慢性病防控机制中的社区计划。

三、我国慢性病防治食养食疗策略和建议

我国营养学科领域在利用大型人群队列研究揭示营养膳食与慢性病风险的关系，营养膳食模式、营养物质暴露水平、营养素和食物活性物质对慢性病的影响等方面取得了丰硕的研究成果，部分成果处于本领域的国际前沿水平。借鉴国际和其他国家的慢性病防控经验，结合我国现况和实际，提出以下策略和建议。

（一）以健康营养为中心，建立多学科、多层级的慢性病防治体系

不健康膳食是慢性病发病的主要因素，从公共卫生层面，制定促进大众健康膳食教育政策和加大政策覆盖等具有重要意义。建议把营养膳食预防慢性病的重要性和价值放入最优先级别，融入所有政策，加强以疾病预防和管理为基本单位的整体式卫生服务与多元化共病服务（包括医疗保健、食物生产、食品研发和加工、食堂餐厅、网络销售等环节），实现全国预防体系慢性病防控工作的共识和合作。

（二）增加营养与慢性病防治研究投入，支撑慢性病患者治疗和康复

饮食营养和人体健康有着普遍的规律，也有显著的个体差异。这凸显了国际研究中对个性化、精准化的营养干预和治疗在慢性病中的作用的重视；我国应加大整个生命周期中对儿童和老年人的基本营养需求的研究投入；考虑膳食营养对支持健康衰老的代谢、免疫、炎症和其他生理反应的影响；支持带病生存期的营养供给和食养食疗技术和机制研究，特别是癌症、糖尿病、心血管疾病、肾病等治疗和康复阶段；支持健康的食养食疗产品、智能化设备研发和生产，为一线医疗保健提供更多手段和工具。

（三）提升基层慢性病防治能力和营养管理水平

基层医疗保健机构是食养食疗和慢性病管理的主战场，应进一步加强基层社区和县域医疗卫生机构以疾病预防和管理为基本单位的整体式卫生服务与多元化共病服务，强化膳食营养专业岗位设置，把食养食疗作为慢性病防治的重要组成部分，包括营养咨询、慢性病评估、制定饮食和运动处方及随访等。构建慢性病共病管理模式的思路程序，提供线上线下一体化服务，特别是提高"三高"、肥胖、糖尿病、癌症等患者的管理率和控制率。各地应探索基层慢性病营养管理新模式，遴选可以复制和推广的做法和经验，进一步在全国范围内推广。

（四）发挥营养健康产业作用，研发和提供高质量营养健康食品和智能服务工具

鼓励行业、企业等更多的社会力量加大研发投入，为有效减缓慢性病流行，为社会提供更多智能化营养配餐工具、高质量的食养食疗产品、保健食品、FSMP等。发挥营养师在慢性病管理中的创新主体作用，包括临床营养医师、注册营养师、临床营养技师、运动营养师、中医营养师和营养指导员等，在工作中应主动开展营养筛查、评估，研究精准食养食疗方案，更好地提高患者生活质量，

降低医疗负担。探索个性化、精准化、定制化的食养食疗方案，提高食疗有效性，降低慢性病并发症和死亡风险。

（五）构建慢性病防治的社会环境

慢性病防治是一项涉及面极广，专业性和群众性都很强的工作，因此必须搭建广泛的社会平台，多角度、全方位开展合作共治。提高全民膳食营养教育和健康素养，特别是加大对中国居民膳食指南、系列食养指南的宣传，扩大全民营养周和"5·20"学生营养日的影响力等；加大限制不利于健康的食品的营销手段，如减少食品中的油盐糖、控制反式脂肪酸的使用，限制学校周围售卖不健康食品等；个人、家庭、社区做好主动健康的责任人，政府组织、社会组织、学术组织、媒体、志愿社团等加强协作，逐步形成社会广泛参与的慢性病防控良好环境。

四、慢性病防治食养食疗科学共识

为积极发挥营养－食养－食疗在预防和治疗疾病中的作用，更加广泛宣传"食养是良医"的理念，促进其在慢性病防治中的应用，中国营养学会组成专家组，经研讨形成如下共识。

❶ 饮食是生命之根，健康之本

合理膳食和均衡营养是维持生命、保障正常生长发育、提高生命质量、增强机体免疫功能、延长健康寿命的基础，是预防疾病、促进康复和提高全民健康水平的基石。

❷ 慢性病是我国当前面临的重要公共卫生问题

慢性病是我国致死和致残的首要原因。研究证实，不合理膳食在肥胖、糖尿病、高血压、高血脂、心脑血管疾病以及部分癌症等慢性病的发生发展中均是致病因素。膳食和运动等生活方式的改变，成本低、收益高，是最佳的慢性病防治策略。

3 营养食疗是慢性病的"智疗"

全人群（尤其是高风险人群）均应遵循中国居民膳食指南，合理膳食、科学运动，保持适宜体重和健康生活方式，控制和降低疾病发生风险。在慢性病诊断初期，应优先运用食养食疗和运动干预，采用可持续的改善措施，控制和减缓疾病进展。

4 "合理膳食、因病施膳"是食养食疗的核心

医务人员应继承和发展现有经验，重视食养食疗的应用。做到因病施膳、辨证施膳；探索个性化、精准化、定制化的食养食疗方案，提高食疗有效性，降低慢性病并发症和死亡风险。

5 加强临床实践是强化营养食疗技术的最佳途径

医疗机构应把医学营养管理及膳食营养治疗作为慢性病治疗和患者康复的重要组成部分；临床营养医师、注册营养师、临床营养技师、中医营养师等，应主动开展营养筛查、评估，做到精准食养食疗，主动加入慢性病会诊，更好地提高患者生活质量和治疗效果，降低医疗负担。

6 提升基层医疗卫生机构慢性病防治能力和营养管理水平

基层医疗卫生机构是营养改善和慢性病管理的主战场，应进一步加强社区和县域医疗卫生机构技术人员的营养技能培训，包括营养咨询、慢性病评估、膳食处方、运动处方以及随访等。提供线上线下一体化服务，做实、做细营养食疗服务，让患者获益。

7 加强慢性病防治技术创新和理论研究

科研机构应发挥营养学科和传统中医药学科的专业特长，面对国家健康需求和前沿发展，加强营养-医学-智能技术等交叉学科的融合，加大膳食营养和慢性病研究的投入，积极推进技术成果转化，落实医防融合，努力提高我国慢性病防治的新质生产力水平。

⑧ 开展全民营养健康教育

全国营养健康专业学术团体，特别是营养学会、营养师协会、健康教育学会、健康管理协会等，应勇担营养健康教育之责，开展和推动学校、社区、养老院等重点场所的健康教育和营养管理。

⑨ 研发和提供高质量营养健康食品和智能服务工具

鼓励行业、企业等更多的社会力量加大研发投入，为社会提供更多智能化的营养配餐工具，以及高质量的食养食疗产品、保健食品、FSMP 等，为有效减缓慢性病流行发挥创新主体作用。

⑩ 宣传和践行合理膳食行动

全社会应共同努力，提升公民的营养与健康素养；积极主动，加强自我学习和管理，把合理膳食和科学运动融入每个人的日常生活，形成具有家庭特点的健康生活方式；践行膳食指南和食养食疗策略，做好"健康第一责任人"。

附录 1

成人糖尿病食养指南精选（2023年版）

国家卫生健康委员会办公厅发布

主要执笔人：杨月欣　葛　生　陈　伟

为辅助预防和控制我国人群糖尿病的发生发展，改善糖尿病患者的日常膳食，提高居民营养健康水平，发展传统食养服务，根据《健康中国行动（2019—2030年）》和《国民营养计划（2017—2030年）》相关要求，制定本指南。

指南主要面向成人2型糖尿病患病以及基层卫生工作者（包括营养指导人员），为糖尿病辅助预防与改善提供食养指导。1型糖尿病、妊娠期糖尿病及其他类型的糖尿病患者，可参考（但不拘泥于）本指南制定膳食营养方案，同时使用者应在医师或营养指导人员等专业人员的指导下，根据患者具体情况设计个性化食养方案。

一、食养原则和建议

1. 食物多样，养成和建立合理膳食习惯。
2. 能量适宜，控制超重肥胖和预防消瘦。
3. 主食定量，优选全谷物和低血糖生成指数食物。
4. 积极运动，改善体质和胰岛素敏感性。
5. 清淡饮食，限制饮酒，预防和延缓并发症。
6. 食养有道，合理选择用食药物质。
7. 规律进餐，合理加餐，促进餐后血糖稳定。
8. 自我管理，定期营养咨询，提高血糖控制能力。

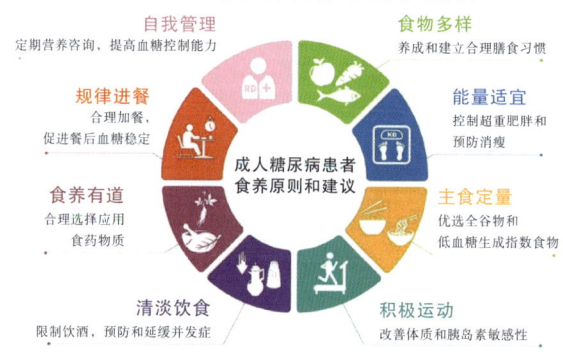

二、食物选择

食物血糖指数（GI）是一项反映食物生理学效应的参数，用于衡量人体进食一定量富含碳水化合物的食物后，所引起的 2 小时内血糖变化大小。低 GI 食物对血糖影响较小，有利于餐后血糖控制，所以糖尿病患者应多选低 GI 食物。以一次性摄入 50 g 葡萄糖的 GI 为 100，摄入含等量碳水化合物的食物后，尤其是以谷、薯、杂豆为主要原料制成的食品，如果：

- GI ≤ 55，为低 GI 食物；
- 55 < GI ≤ 70，为中 GI 食物；
- GI > 70，为高 GI 食物。

所有食物注意食不过量。低 GI 食物如进食过多也会加重餐后血糖负担；高 GI 食物并非完全限制食用，适当少食并通过合理搭配也能帮助维持血糖稳态。各类食物的 GI 分类详见《成人糖尿病食养指南（2023 年版）》全文。

三、食谱示例

下列食谱适合轻体力活动的成人糖尿病患者，一天食谱的能量在 1600 ~ 2000 kcal 范围，使用者可结合自身活动量及其他因素合理调整能量。食谱设计保持食物多样，尽量选择低 GI 食物、食药物质和中医食养方。

食谱示例 1

	春季食谱
早餐	锅贴（玉米面 20 g，面粉 40 g） 煮鸡蛋（鸡蛋 50 g） 无糖豆浆（300 ml） 萝卜蘸酱（白萝卜 50 g）
中餐	杂粮饭（大米 50 g，藜麦 10 g，玉米碴 10 g） 芹菜炒肉（芹菜 50 g，猪肉 20 g） 鸡片炒油菜（鸡胸肉 20 g，油菜 50 g） 红菜汤（圆白菜 50 g，西红柿 50 g，土豆 20 g，牛肉 30 g）

续表

加餐	苹果（100 g）
晚餐	二米饭（大米 50 g，小米 50 g） 藿香鱼（藿香*3 g，白鲢 30 g） 杏鲍菇蒜苗炒肉（杏鲍菇 15 g，蒜苗 50 g，牛肉 20 g） 油豆角炖肉（油豆角 50 g，牛肉 20 g）
油、盐	全天总用量：植物油 25 g，盐 4 g

* 为食药物质

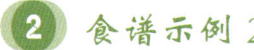 食谱示例 2

夏季食谱	
早餐	黑米馒头（50 g） 纯牛奶（250 ml） 煮鸡蛋（鸡蛋 50 g） 凉拌黄瓜（黄瓜 50 g）
中餐	杂粮饭（绿豆 25 g，大米 75 g） 手撕鸡（鸡肉 100 g） 青椒茭白丝（青椒 50 g，茭白 100 g） 凉拌生菜（生菜 150 g） 丝瓜汤（丝瓜 50 g）
加餐	水蜜桃（150 g）
晚餐	杂粮饭（薏苡仁*25 g，大米 75 g） 清蒸黄辣丁（黄辣丁 100 g） 凉拌秋葵（秋葵 100 g） 黄豆芽油豆腐（黄豆芽 150 g，油豆腐 50 g） 鸡毛菜汤（鸡毛菜 50 g）
油、盐	全天总用量：植物油 20 g，盐 4 g

* 为食药物质

扫描二维码可查看成人糖尿病食养指南（2023 年版）全文。

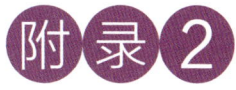

成人慢性肾脏病食养指南精选（2024年版）

国家卫生健康委员会办公厅发布

主要执笔人：谭荣韶　王宇琦　于　康

为预防和控制我国居民慢性肾脏病的发生发展，改善慢性肾脏病患者的日常膳食，纠正不良生活习惯，提高居民营养健康水平，发展传统食养服务，根据《健康中国行动（2019—2030年）》和《国民营养计划（2017—2030年）》相关要求，制定本指南。本指南主要面向成人慢性肾脏病患者以及基层卫生工作者，为慢性肾脏病患者提供规范的食养指导。使用者应在临床营养师和专科医生等专业人员的指导下，根据具体情况设计个性化食养方案，并定期监测效果，根据病情调整方案。

一、食养原则和建议

1. 食物多样，分期选配。
2. 能量充足，体重合理，谷物适宜，主食优化。
3. 蛋白适量，合理摄入鱼禽豆蛋奶肉。
4. 蔬菜充足，水果适量。
5. 少盐控油，限磷控钾。
6. 适量饮水，量出为入。
7. 合理选择食药物质，调补有道。
8. 合理选择营养健康食品，改善营养状况。
9. 规律进餐，限制饮酒，适度运动。
10. 定期监测，强化自我管理。

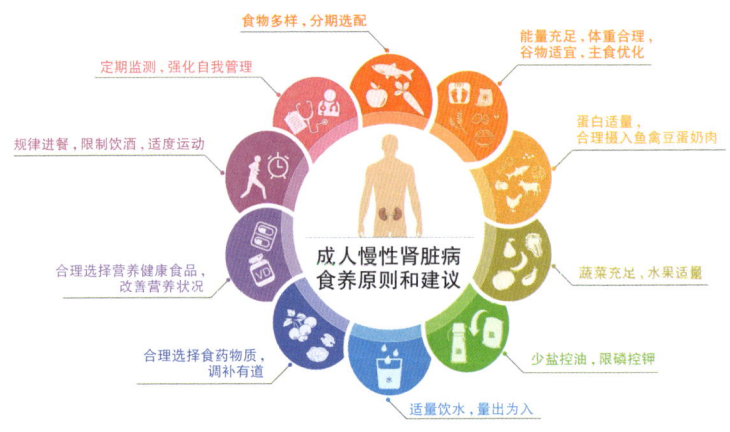

二、食物选择

慢性肾脏病患者的膳食在保障能量充足和控制总蛋白质量的基础上,需要控制膳食中的钠、钾、磷时,可参考常见食物钠、钾、磷、蛋白质及磷/蛋白质比值及含量表来选择低钠、低钾、低磷的食物。慢性肾脏病的食养需在中医辨证的基础上,因人、因时、因地制宜地合理施膳,调补有道。具体的食药物质选择方案应在专业人士的指导下制定。

慢性肾脏病患者的膳食管理要点:

- 根据慢性肾脏病不同疾病分期营养管理原则做好食物选择,计划好1天需要的食物品种和数量;
- 做好食物称量,确定好食物品种后,用电子秤称好1天所需食物(包括油、盐等调味品)的量;
- 做好食物烹调方法选择,尽量选择清蒸、炖、焖、煮的方法,为减少食物中磷和钾的量,食物烹调前先飞水,后烹调,最后下调味品;
- 慢性肾脏病患者的家庭照料者有条件时可多学习烹调方法,丰富膳食种类。

三、食谱示例

食谱以轻体力活动、理想体重60 kg的男性作为参考,按能量系数30 kcal/(kg·d)计算全天能量为1800 kcal,蛋白质根据0.8 g/(kg·d)(慢性肾脏病1~2期)、0.6 g/(kg·d)(慢性肾脏病3~5期)、1.2 g/(kg·d)(慢性肾脏病5期透析阶段)进行设计。食谱示例仅作为举例说明和参考,具体到每个个体可根据自己的身高、体重、体力活动以及疾病状态计算并调整,患者可寻求临床营养师或医生进行指导。

① 食谱示例 1

慢性肾脏病 1~2 期春季食谱	
早餐	鸡蛋饼（土豆淀粉 45 g，面粉 45 g，鸡蛋 25 g） 凉拌菜（生菜 50 g，黄瓜 50 g，西红柿 50 g） 牛奶（100 ml）
加餐	草莓（200 g）
午餐	地三鲜（土豆 175 g，茄子 100 g，柿子椒 50 g） 杂粮饭（低蛋白大米 50 g，黄小米 10 g，黑米 10 g） 红烧草鱼（草鱼 45 g，姜*5 g）
加餐	松子（10 g）
晚餐	西红柿鸡蛋汤（西红柿 100 g，鸡蛋 25 g） 韭菜麦淀粉蒸饺（韭菜 100 g，小麦淀粉 80 g，猪五花肉 20 g，面粉 15 g，虾仁 10 g）
油、盐	全天总用量：植物油 35 g，盐 3 g

* 为食药物质

② 食谱示例 2

慢性肾脏病 3~5 期春季食谱	
早餐	油饼（面粉 55 g，小麦淀粉 10 g） 腐竹瓜片（黄瓜 100 g，腐竹 25 g） 大枣粥（低蛋白大米 25 g，大枣*5 g）
加餐	苹果（100 g），榛子仁（10 g）
午餐	西红柿炒鸡蛋（西红柿 100 g，鸡蛋 50 g） 尖椒茄子丝（茄子 100 g，尖椒 30 g） 低蛋白大米饭（低蛋白大米 100 g）
加餐	草莓（100 g），榛子仁（10 g）
晚餐	家常炖菜（白菜 150 g，粉条 50 g，冻豆腐 40 g） 低蛋白大米饭（低蛋白大米 75 g）
油、盐	全天总用量：植物油 30 g，盐 3 g

* 为食药物质

扫描二维码可查看成人慢性肾脏病食养指南（2024 年版）全文。

参考文献

[1] 国家心血管病中心. 中国心血管健康与疾病报告 2022 [M]. 北京：中国协和医科大学出版社，2023.

[2] 国家卫生健康委疾病预防控制局. 中国居民营养与慢性病状况报告（2020 年）[M]. 北京：人民卫生出版社，2022.

[3] JIANG L Y, SHEN W Y, WANG A Q, et al. Cardiovascular disease burden attributable to high sodium intake in china: a longitudinal study from 1990 to 2019 [J]. Nutrients, 2024, 16 (9): 1307.

[4] GBD 2017 Disease and Injury Incidence and Prevalence Collaborators. Global, regional, and national incidence, prevalence, and years lived with disability for 354 diseases and injuries for 195 countries and territories, 1990-2017: a systematic analysis for the Global Burden of Disease Study [J]. Lancet, 2019, 393 (10190): E44.

[5] 杨月欣，葛可佑. 中国营养科学全书 [M]. 2 版. 北京：人民卫生出版社，2019.

[6] 中国营养学会. 中国居民膳食营养素参考摄入量（2023 版）[M]. 北京：人民卫生出版社，2023.

[7] 中国营养学会. 中国居民膳食指南（2022）[M]. 北京：人民卫生出版社，2022.

[8] 徐桂华，孙桂菊. 营养与食疗学 [M]. 北京：人民卫生出版社，2020.

[9] World Health Organization. Diet, nutrition and the prevention of chronic diseases: report of a joint WHO/FAO expert consultation [R]. Geneva: WHO, 2002.

[10] SHANG X, LIU J, ZHU Z, et al. Healthy dietary patterns and the risk of individual chronic diseases in community-dwelling adults [J]. Nat Commun, 2023, 14 (1): 6704.

[11] Dietitians of Canada. Best practices for nutrition, food service and dining in long term care homes 2019 [EB/OL]. [2024-11-08]. https://www.dietitians.ca/DietitiansOfCanada/media/Documents/Resources/2019-Best-Practices-for-Nutrition,-Food-Service-and-Dining-in-Long-Term-Care-LTC-Homes.pdf.

[12] SILVA LAD, DE ALMEIDA PEREIRA DA, RIBEIRO SAV, et al. Effect of combined physical exercise on inflammatory markers and the relationship with body composition in young women [J]. JBMT, 2024, 39 (1): 73-78.

[13] 中国营养学会. 限能量膳食营养干预规范: T/CNSS 016—2022 [S/OL]. [2024-11-11]. https://file4.foodmate.net/foodvip/biaozhun/2023/TCNSS016-2022.pdf.

[14] 中国医疗保健国际交流促进会营养与代谢管理分会, 中国营养学会临床营养分会, 中华医学会糖尿病学分会, 等. 中国超重/肥胖医学营养治疗指南（2021）[J]. 中国医学前沿杂志（电子版）, 2021, 13 (11): 1-55.

[15] 中国营养学会肥胖分会. 中国居民肥胖防治专家共识 [J]. 中国预防医学杂志, 2022, 23 (5): 321-339.

[16] 中国血脂管理指南修订联合专家委员会. 中国血脂管理指南（2023年）[J]. 中国循环杂志, 2023, 38 (3): 237-271.

[17] 国家老年医学中心. 中国2型糖尿病运动治疗指南（2024版）[J]. 中华糖尿病杂志, 2024, 16 (6): 616-647.

[18] 中国医疗保健国际交流促进会营养与代谢管理分会. 中国糖尿病医学营养治疗指南（2022版）[J]. 中华糖尿病杂志, 2022, 14 (9): 881-933.

[19] Aschner P. New IDF clinical practice recommendations for managing type 2 diabetes in primary care [J]. Diabetes Res Clin Pract, 2017, 132: 169-170.

[20] The Royal Australian College of General Practitioners. Management of type 2 diabetes: a handbook for general practice [EB/OL]. [2024-11-11]. https://www.racgp.org.au/getattachment/41fee8dc-

7f97-4f87-9d90-b7af337af778/Management-of-type-2-diabetes-A-handbook-for-general-practice.aspx.

[21] 葛声，张片红，马爱勤，等.《中国 2 型糖尿病膳食指南》及解读 [J]. 营养学报, 2017, 39（6）: 521-529.

[22] EVERT A B, DENNISON M, GARDNER C D, et al. Nutrition therapy for adults with diabetes or prediabetes: a consensus report [J]. Diabetes Care, 2019, 42（5）: 731-754.

[23] MØLLER G, ANDERSEN HK, SNORGAARD O, et al. A systematic review and meta-analysis of nutrition therapy compared with dietary advice in patients with type 2 diabetes [J]. Am J Clin Nutr, 2017, 106: 1394-1400.

[24] American Diabetes Association. Lifestyle management: standards of medical care in diabetes-2019. Diabetes Care, 2019, 42（Supplement 1）: S103-S123.

[25] SAWICKI C M, JACQUES P F, LICHTENSTEIN A H, et al. Whole- and refined-grain consumption and longitudinal changes in cardiometabolic risk factors in the Framingham offspring cohort [J]. J Nutr, 2021, 151（9）: 2790-2799.

[26] TAN L K, LIM G P, KOO H C, et al. Association between adequate fruit and vegetable intake and CVDs-associated risk factors among the Malaysian adults: findings from a nationally representative cross-sectional study [J]. Int J Environ Res Public Health, 2022, 19（15）: 9173.

[27] 胡雯. 医疗膳食学 [M]. 北京: 人民卫生出版社, 2017.

[28] NOOR H, REID J, SLEE A. Resistance exercise and nutritional interventions for augmenting sarcopenia outcomes in chronic kidney disease: a narrative review [J]. J Cachexia Sarcopenia Muscle, 2021, 12（6）: 1621-1640.

[29] 何保振，刘薇薇，王思媛，等. 慢性阻塞性肺疾病稳定期患者营养支持的研究进展 [J]. 保健医学研究与实践, 2024, 21

(3): 128-133.

[30] 张艳红, 朱丽群, 米元元, 等. 慢性阻塞性肺疾病患者营养管理的最佳证据总结 [J]. 护士进修杂志, 2022, 37 (4): 322-327.

[31] 于康. 中国肿瘤患者膳食营养建议（专业版）[M]. 北京: 人民卫生出版社, 2022.

[32] ARENDS J, BACHMANN P, BARACOS V, et al. ESPEN guidelines on nutrition in cancer patients [J]. Clin Nutr, 2017, 36 (1): 11-48.

[33] 李融融, 于康. 恶性肿瘤患者康复期营养管理专家共识（2023版）[J]. 中华临床营养杂志, 2023, 31 (2): 65-73.

[34] ARENDS J, STRASSER F, GONELLA S, et al. Cancer cachexia in adult patients: ESMO clinical practice guidelines [J]. ESMO Open, 2021, 6 (3): 100092.

[35] KAVALUKAS S, MCCLAVE S A. Immunonutrition vs standard nutrition for patients with cancer [J]. Nutr Clin Pract, 2023, 38 (4): 924-931.

[36] 中华医学会结核病学分会重症专业委员会. 结核病营养治疗专家共识 [J]. 中华结核和呼吸杂志, 2020, 43 (1): 17-26.

[37] 方雪娥, 毛燕君. 肺结核患者营养管理护理实践专家共识 [J]. 中国防痨杂志, 2024, 46 (5): 495-501.

[38] World Health Organization. Nutritional care and support for patients with tuberculosis [R]. Geneva: WHO, 2013.

[39] 中华医学会肝病学分会. 代谢相关（非酒精性）脂肪性肝病防治指南（2024年版）[J]. 中华肝脏病杂志, 2024, 32 (5): 418-434.

[40] 陈兆斌, 黄丽媛, 王炳元, 等. 代谢相关脂肪性肝病与2型糖尿病的关系及共病机制研究进展 [J]. 临床肝胆病杂志, 2023, 39 (10): 2454-2459.

[41] CRUZ-JENTOFT A J, BAHAT J, BAUER J, et al. Sarcopenia: revised European consensus on definition and diagnosis [J].

Age Ageing, 2018, 48 (1): 16-31.

[42] LI C W, YU K, SHYH-CHANG N, et al. Pathogenesis of sarcopenia and the relationship with fat mass: descriptive review [J]. J Cachexia Sarcopenia Muscle, 2022, 13 (2): 781-794.

[43] LI C W, YU K, NG S C, et al. Sterol metabolism and protein metabolism are differentially correlated with sarcopenia in Asian Chinese men and women [J]. Cell Prolif, 2021, 54 (4): e12989.

[44] 崔华,王朝晖,吴剑卿,等.老年人肌少症防控干预中国专家共识(2023)[J].中华老年医学杂志,2023,42(2):144-153.

[45] 中华医学会骨质疏松和骨矿盐疾病分会.骨质疏松症患者实践指南[J].中华内科杂志,2020,59(12):956-957.

[46] 中国吞咽障碍膳食营养管理专家共识组.吞咽障碍膳食营养管理中国专家共识(2019版)[J].中华物理医学与康复杂志,2019,41(12):881-888.

[47] World Health Organization. Malnutrition [EB/OL]. [2024-11-11]. https://www.who.int/news-room/fact-sheets/detail/malnutrition/.

[48] 中国营养学会.缺铁性贫血营养防治专家共识[J].营养学报,2019,41(5):417-426.

[49] 刘宝华,刘沂.国内外便秘诊治指南比较分析[J].第三军医大学学报,2019,41(19):1845-1850.

[50] CROWLEY J, BALL L, HIDDINK G J. Nutrition in medical education: a systematic review. Lancet Planet Health, 2019, 3 (9): e379-e389.

[51] 杨月欣.中国食物成分表[M].北京:北京大学医学出版社,2019.

[52] 杨月欣.食物血糖生成指数[M].北京:北京大学医学出版社,2004.